任之堂

临床中药心悟 ❷

任之堂悟道中医丛书

余 浩 编著

全国百佳图书出版单位
中国中医药出版社
·北京·

图书在版编目（CIP）数据

任之堂临床中药心悟 . 2 / 余浩编著 . —北京：中
国中医药出版社，2024.1
（任之堂悟道中医丛书）
ISBN 978-7-5132-8424-0

Ⅰ . ①任… Ⅱ . ①余… Ⅲ . ①中药学—研究Ⅳ .
① R28

中国国家版本馆 CIP 数据核字（2023）第 178771 号

中国中医药出版社出版

北京经济技术开发区科创十三街 31 号院二区 8 号楼
邮政编码 100176
传真 010–64405721
三河市同力彩印有限公司印刷
各地新华书店经销

开本 710×1000 1/16 印张 13 字数 211 千字
2024 年 1 月第 1 版 2024 年 1 月第 1 次印刷
书号 ISBN 978 – 7 – 5132 – 8424 – 0

定价 69.00 元
网址 www.cptcm.com

服 务 热 线 010–64405510
购 书 热 线 010–89535836
维 权 打 假 010–64405753

微信服务号 **zgzyycbs**
微商城网址 **https://kdt.im/LIdUGr**
官 方 微 博 **http://e.weibo.com/cptcm**
天猫旗舰店网址 **https://zgzyycbs.tmall.com**

如有印装质量问题请与本社出版部联系（010–64405510）
版权专有 侵权必究

前　言

本书系本人为任之堂中医村一年制学员授课内容的录音整理而成。大多数学员虽为中医爱好者，但他们已自学中医数年，中医功底不比学院派差，其中亦不乏高学历人才，甚至还有北京大学的研究生。为了将这门课程讲好，本人也是煞费苦心，不遗余力。在课程讲解过程中，本人主要注重以下四个方面：

第一，现代教材对药物的论述。

第二，《神农本草经》对药物的重点描述。

第三，从道家角度、象思维角度对药物进行分析。

第四，本人临床用药和服药的心得体悟！

为将此中药课程讲好，本人将这些年来对中药、医道的理解全盘托出，毫无保留。本人所讲内容均以《中药学》（第五版，上海科学技术出版社）为蓝本，同时结合自身多年临床心得加以发挥。书中散在诸多临床心得和实践效方，均为本人无数次实践总结所得，用之临床颇有效验，绝无虚言。

本书诸多观点虽然是本人临床心悟与实战经验，但终归是一家之言，不足之处，在所难免，如有不妥，望大家积极批评指正。

在本书即将付梓之际，感谢出版社工作人员的辛苦努力，也感谢负责录音整理和文字校对工作的朋友。愿大家齐心协力，为中医之发展贡献自己的力量！

余　浩

2023 年 8 月 6 日

目 录

上篇　脏腑用药法

下篇 能量四门与升降开阖用药法

第六章 ◈ 升降开阖用药法

第七章 ◈ 玄武门用药法

第八章 ◈ 中医命门火衰的治疗

第十一章 ◈ 朱雀门用药法上

第十二章 ◈ 朱雀门用药法下

第十三章 ◈ 白虎门用药法上

第十四章 ◈ 白虎门用药法下

上篇

脏腑用药法

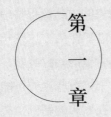

第一章

心与小肠用药

从今天晚上开始，我们用大概五到七天的时间，给大家讲一讲《任之堂中药讲记》这本书。这本书当时是曾培杰和陈创涛根据我讲的中药课程整理出来的，已经过了好多年了。大概是 2006 年出版的，已经过了许久。这些年，我治病的思路又有了转变。在讲这本书的同时，我会再结合新的治疗经验，完善一下治疗心得。我会以这本书为基础，但不局限于这本书，有些地方可能与原书讲得不太一样。因为我的思想超越了，效果更好了，在原来的基础上有所提升了。

下面说说为什么要讲这本书。很多人不会用药，不知道怎么开方子。背了很多方，药也学了很多，但是却不会开方。通过讲这本书，能让大家把用药和辨证对上号，药和症对上号，药和脉对上号。什么脉法，什么症状，怎样辨证，一一对应之后，在开方的时候，脑袋就能跳出概念："哦，患者不舒服，是这种脉象，这种症状，大概用什么药。"思路就清晰起来了。让大家学完之后，不至于面对患者，脑袋是空白的。

首先讲的药与心脏有关。《黄帝内经》中有一段话，是这么说的："心者，君主之官，神明出焉。"君主是什么？君主就是皇帝。一个国家没有皇帝，或者说没有元首，没有头领，就会出乱子。心脏在身体中的位置非常重要，它是皇帝的角色、君主的角色。心藏神，神明出焉。很多时候，我们都在用力补肾。其实大家都忽视了心脏的功能。当你心脏功能好的时候，心脏气血足的时候，自然你的脸上就有光彩，也就不会长斑，不需要用化妆品。为什么这么说？因为心主血脉，其华在面，我们面部的光彩都和心脏有关。只要心脏好了，气血足了，你面部的斑自然就下去了，脸上长的痘也下去了；因为心与脑相通，所以头也就不晕了。当今社会，很多男人的性功能减退，就认为是肾虚，然后天天吃鹿茸、狗鞭、海马等补品，想方设法补肾，最后还是肾亏。其实他们不是肾亏，是心脏的问题，心不行了。性功能的"性"字，是竖心旁，因为"性由心生"。"淫"是思出来的，是心想出来的，当心里不想的时候，自然就没事。很多病都与心有关。

心包括有形的心脏，也包括无形的心脏功能。西医把它定为有形的心脏，中医讲"心主血脉"。血脉，也就是血管。静脉血管、动脉血管都与心脏有关。这样看，人体就是一个心脏，一个大心脏。它的中心在左胸心脏的位置，然后通过大血管、小血管、毛细血管，将全身所有的组织器官都与心脏联系起来。人体是一个整体，无处不与心脏相通。任何一个地方与心脏的沟通出现了障碍，就会有问题。就好像我们的手指，如果到手指的动脉血管堵了，它就会因为缺血而坏死。我们身上任何一个组织、一个脏器，或者一个局部，都必须时时刻刻与心脏保持联系，只要不通畅，就会出问题。心脏非常重要，而越是重要的东西，我们很多时候却往往不够重视，甚至忽视它。

按照《易经》理论，心脏是离卦。什么是离卦？就是上面是阳爻，下面是阳爻，中间是阴爻。上下对应，外面是阳，中间是阴。心脏体阴而用阳。为什么是手少阴心经，而不是手少阳心经？因为心脏是将体内的阴性物质转化为阳性物质再释放出去，像太阳一样，光芒四射，布散周身。

君火以明，像太阳，光芒四射，照耀天下。

当我们的内心是向外的，照射大众的，布散爱到周围的，心脏是一种释放出去的状态，它是布散的、发热的，不是内收的。如果平时你只为自己考虑，私心很重，也就是你的气偏向于内收的时候，心脏向外辐射的能量就弱了。心时刻在把阴向阳转化，时刻布散出去。

我们看一个人的气色，如果他的脸色是白里透红的，精气神好，而且一定是布散能量的。如果他的脸色是发黑的，阳气释放不出去，可能心脏功能就弱，不能布散能量出去。一念天堂，一念地狱。当你的念头一产生，阳气向外布散的时候，心脏由阴向阳转化的功能就会加强。

我们看到哮喘患者的时候会说："你心脏不好，有心病。"这句话有两层意思：一是说你心脏不好，确实有病；另一个是说你心里有病，不能把心敞开，像阳光一样布散出去。但是如果你能像阳光一样洒出去的话，自然不会得心病。人的能量也是这样。心脏把血射到肺中，在肺中进行气体交换，然后再把含有氧气的动脉血布散到全身。它如果舍不得布散出去，保留一些，那么你就会出现手脚麻木、头晕、记忆力减退。我们做人就要向心脏学习，无时无刻都把能量布散出去，再把外面的脏东西、垃圾收回来，再加工，然后把好的东西布散出去，而且时刻在布散。心脏就是这种象，它是一种好的象！

一、心三药

心三药包括丹参、桂枝、芍药。

心脏是离卦，体阴而用阳，因此我们在用药的时候，就要考虑两点——阴和阳，以及阴阳的搭配。我们用药的时候，阴药和阳药搭配，阳药将阴药气化，然后气化产生的能量会布散出去，这也符合心脏的特点。例如，我现在用丹参配桂枝。丹参是养血的药、活血的药、通血脉的药。"一味丹参饮，功同四物汤"。它能补血，又能凉血，还能活血，是阴性物质。丹参是阴性物质，使用时配上桂枝。桂枝能助阳化气，温通经脉。它是温性的，属于阳性物质。二者配伍使用，丹参就可以帮助桂枝产生更多的阳气。因为桂枝可以把丹参气化而产生阳气，从而使心脏布散的力量加强。如果没有桂枝，单用丹参就是凉性的，活血的力量就弱一些。它推动血的力量弱一些，气化也弱一些。当心脏供血不足的时候可以用丹参，只是它向外推动的力量弱一些。当你配上桂枝的时候，因为桂枝是温性的药，就能气化，推动的力量就强。这就像用柴火将水烧开，会产生蒸气是一样的。心脏是个离卦。丹参就像离卦中的阴爻，桂枝就像上下的两个阳爻，两者阴阳和合，构成离卦。

如果你用中医的思维来看这两味药，它们搭配可以加强气化推动作用，能治什么病？所有气血推不出去的病都可以治。丹参配桂枝，二者的推动作用可以把流通的通道打开，而且能够加强气化，通过心脏布散到周边去，释放出去后，所有微小的血管都能打通了。所以面部长斑的，用丹参配桂枝就可以；脸上长痘的，也可以用丹参配桂枝；手脚麻木的、血黏度高的、血脂高的，用丹参配桂枝，都可以改善。有人会问："我喝三七可不可以？"喝三七也可以，喝丹参配桂枝效果也很好。我们日常可以用 20 克丹参，搭配 10 克桂枝，代茶饮。它们就是一阴一阳，阴阳搭配，使气化加强，使心脏布散的能力加强。例如，很多手凉的人，阳气布散不过来，这时手也是苍白的，服用丹参配桂枝就可以改善。如果体内有包块，也可以用丹参配桂枝。因为体内的包块，先要气化掉，然后再推出去，用丹参配桂枝也有效。如果身上长脂肪瘤，皮肤表面疙疙瘩瘩的，就是局部不通，很多微小血管不通，就用丹参配桂枝把它通开。腹部有包块、瘀块，摸起来能感觉里面怦怦地跳，为什么会跳？因为它的局部不通，推不开，于是心脏用力收缩想推开。这时候用丹参配桂枝就可以改善血液循环，帮助把腹部的包块推开。如果是体寒的、阳气不足的患者，用丹参配桂枝比单用丹参会强很多。

下面讲桂枝配芍药，它们有什么特点？丹参可以把血推出去，但是推出去还要收回来，芍药就可以把血给收回来。芍药能敛阴。敛，是收敛的意思。芍药能够促进静脉血回流，把阴性物质收回来。借用脉法来解释，芍药能够促进右寸往下收，促进人体阳气的阖，它整体是从外往回收的。芍药是从外往内收的，桂枝是从内向外散的。桂枝配芍药，一开一阖，一推一收。

有些患者跟医生说：我的手有点胀，那么胀是指什么？胀就是收不回来。如果感觉麻木，是因为能量推不出去，血液循环不好，阳气发散不出去。如果收不回来，就会感觉手指发胀、头脑发胀、肚子发胀、腿部发胀。芍药能帮助收回来。芍药为什么可以治腿抽筋？"诸痉项强，皆属于湿"，腿部抽筋就是下面有湿。吃了芍药以后，气收回来了，下面的湿气就少了。

芍药甘草汤为什么治腿抽筋？因为甘能缓急。腿抽筋就是筋绷得很紧。甘草缓急，能让筋放松；芍药能把阴性物质收回来，解决抽筋的源头。

人体是由细胞构成的，每个细胞也在开阖。桂枝相当于把细胞打开，而芍药可以把细胞阖上。如果体内湿气重，甚至有水肿，但看他的舌苔裂纹很深，一派阴虚的证候。这是因为他的细胞外有大量的水，而细胞里面却缺水，要怎么办呢？我们需要把细胞外面的水收到细胞里面去，就可以用少量的桂枝，搭配大量的芍药。芍药能利水道，也能把水往回收。桂枝能把门打开，芍药把水收进来。不要小看桂枝和芍药这两味药，它们能解决很多很多问题。

前面讲了两个药对，一个是桂枝配丹参，一个是桂枝配芍药。桂枝配丹参，二者是协同作用，一个推出去，一个把通道打开；桂枝配芍药，一开一阖，相反相成。

我们的心脏，从母体的受精卵开始，就有了原始的心管搏动。西医判断受孕是否成功，就是看有没有胎心搏动。我们在母体中，在肝脏、肺脏、肾脏都没有长成的时候，首先有了心脏。刚开始它是很小的一个东西，没有完整的心脏形态，就像一个小胚芽一样。如果植物不能发芽，它就不能成活。生命从最初产生的搏动，到慢慢地开始长大，心脏都是源动力。

成人的脉，有很多都无神。比如脉很疲软，没有力量，稍微重按感觉没有劲，轻按又摸不到，这就是没有神。神从哪儿来？心藏神。血管的跳动，它的源头在心脏。如果你摸到血管跳得没有神，其实是心脏跳动无力。当心脏跳动没有力量的时候，全身所有的血脉就都没有力量，因为能量要从中央向四周输送。有的人吃什么都能长胖，因为能量不能运输出去。比如你喝杯水，它不能运出去；你吃个馒头，能量不能运输出去；甚至你吸入的空气，都不能输送出

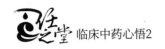

去。越是脉弱的人，越容易长胖，他们往往伴随着周身发软、无力。

脉有神的时候，能量从中央向四周释放，我们的五脏六腑都能够得到能量的滋养，手脚就很灵敏，脑袋也很聪明。如果脉很疲软、没有力量的时候，说明心的阳气不足。心阳气不足，浑身就疲软、乏力，因为肌肉没有血液、氧气的滋养，就没有力量。很多女生常常感到浑身没劲儿，干不了体力活，精神也差。她们的脉都是很细弱的、细软的、疲乏的。她们吃得再好也没用，因为能量输送不出去，脏腑、四肢都没有能量。想要能量输送出去，就要把心脏加强。

加强心脏，我们需要什么？需要红参补气。因为阴性物质要推出去就需要气，红参就可以把气补起来，使心脏的收缩有力一些。另外，心脏还需要阳气，阳气和小肠有关，因为心与小肠相表里。我们摸脉的时候，左寸浮取对应小肠脉，沉取对应心脉，心和小肠脉复合在一起就构成了左寸脉。左寸是小肠和心的复合脉，当你摸到脉弱的时候，说明阳气不足，小肠脉弱。因为小肠属阳，小肠脉不足的时候，会导致心的阳气不足。凡是小肠脉弱的，浮取摸不到的，这类患者时时感到心寒，叫作心气虚寒。有人总觉得心里有股凉气，其实凉气不是来自心，而是来自小肠。心的阳气源于小肠，是从小肠来的。如果小肠火力足，心脏火力就足；如果小肠火力不够，心的火力就差，这是核心问题。

小肠的火力怎么能提起来？小肠经的募穴是关元穴，通过灸关元穴就可以让小肠的火力提起来了。灸完之后，能量直接上传心脏，心脏就热起来了。心脏有了阳气之后，阴阳和合，气化就加强了。心脏的气化加强了，脉就有神了。所以如果摸到没神的脉的时候，可以试着灸关元穴。

最近我们在推广玄石玉环灸，就是隔着附子饼或者肉桂饼灸。通过灸关元穴，把热量透进去，小肠的寒就散了。当小肠温暖的时候，阳气就起来了，这时左手的寸脉也起来了，心脏就有火力了。心脏阳气足的时候，全身血脉就通畅了。这是个非常神奇的方法。

为什么不灸神阙而是灸关元呢？因为神阙、关元不一样，灸神阙是管三焦，灸关元是管小肠和心脏。有句话说：要想安，三里、关元常不干。古人要想长寿，会长期灸关元和足三里。因为关元灸好之后，小肠的温度增加，心脏的阳气增加，血脉就通畅了。

"流水不腐，户枢不蠹"。凡是左手寸脉跳得有力的，这个人的脸色都白里透红的，他得肿瘤的机会就很少；只要是左寸脉摸不到的，小肠寒的，肚脐周围发凉的，脸色发黑的，他就容易患肿瘤。有的人天天担心自己会患肿瘤，其实肿瘤与心有关，只要心跳得很有力，全身血脉很通畅，自然得的机会就少。肿瘤的"瘤"字就是"病＋留"，有滞留、停留的意思。我们身上所有的脏器中，只有哪一个脏器不容易患肿瘤？就是心脏，心脏的肿瘤很少见！因为它在不停地动，不停地促进血液在周身循环，因此不易患肿瘤。当你心脏很好的时候，全身的血脉都在推出去，收回来，而且很顺畅的时候，还会患肿瘤吗？

二、强心三药

前面讲了通心阳的心三药。下面讲强壮心脏的银杏叶、红参、红景天。

红参能大补元气。当我们感到浑身乏力的时候，你摸五脏的脉，只要有一脏的脉虚就可以用红参。红参什么人适合用？现在社会上大多数人都可以用红参，只是量多量少的问题。因为我们现代人都存在虚的问题。你们可能会有疑问：我长这么胖，还虚吗？就是因为虚，你体内的废物、浊水排不出去才会发胖，其实质是本虚标实。你试试让胖的人去爬山，他可能爬得浑身出虚汗、心慌，为什么？因为元气不足，本虚标实。这种时候就是用红参的时候。红参性偏温一些，要配些凉的药。比如红参配麦冬、五味子，就是参脉饮，能补气养阴。有些患者，我们治疗的时候用了很多方法，他的脉象都没有变化，还是没有神。患者感觉浑身乏力、头晕、记忆力减退、四肢酸软。这时就需要加点红参进去，因为当全身的气很足、周游顺畅的时候，身体就好了。能量在运转的时候，是由实到虚相互转换的。当血脉推不动的时候，气也走不动，就会出现一块虚证，一块实证，虚实夹杂；当整体运行非常顺畅的时候，就不存在虚实夹杂了。人体很多时候都是有虚有实的，一块虚，一块实，如右关脉大，右尺不足；或左关脉大，左寸不足。

很多人不相信，你可以做个试验。你们天天挖地、锄草，干活时摸脉，肯定六脉平和——寸、关、尺是一样的。在挖地之前，你可能左关大、右关大、双寸不足。等你挖完地或者跑完步之后，寸脉就起来了。一动起来，心率加快，全身的血液循环就加快，五脏六腑的能量转换顺畅，就能呈现均衡的状态，你再摸脉也是均衡的了。生病有时是因为通道不是很通畅，有时出现不均衡。当你运动过后，脉就均衡了。

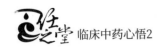

有一年，有七八个人在我这里学习，他们中既有患者，又有学生。我带他们去爬牛头山，爬到半山再摸脉，结果大家都说："我怎么都好了？"我说："是因为你们没有运动，所以才得病。多干活，血脉通畅了，自然就不容易得病。"

红参大补元气，能让心脏推动得有力量。我们艾灸关元的目的也是促进下面气化。关元穴在腹部，腹部是属阴的。艾灸关元，让下面气化之后产生的阳气向上推送到心脏。灸下面就是炼精化气。

凡是心脏不好的人，都需要用红参。糖尿病患者也可以用红参，因为要想血糖控制在低水平，心脏要好。如果心脏不好，整个循环就不好，血液里面的糖分没法及时地输送出去，就没办法被利用起来、转换起来或者代谢掉。这时候就需要一种补气的药让心脏跳动得有力量，能输送到外周去。很多糖尿病患者过来看病的时候血糖高，我们就用红参配三七活血，把血道疏通，血糖就能降下来了。如果只是盯着血里面的糖分不放，没有想到血里面的糖分往下输送转移的时候要靠心脏。血液里面的糖分要输送转移、消耗掉、代谢掉，或者在体内储存，都需要循环系统通畅，而循环系统通畅的源头在心脏。很多糖尿病患者浑身乏力、头晕、四肢麻木，还有好多并发症，就用红参加三七。红参让心脏跳得有劲，三七让整个循环系统打通。血液里的糖分能顺利输送到周边去，自然就好些了。

为什么银杏叶能够强心？银杏叶的形状像扇子，也像心脏的瓣膜。银杏叶是簇生的，树干上一下能长出四五片叶子。银杏叶对心脏是有很多帮助的，现在很多中成药都把银杏叶用作强心药，认为它对心功能的恢复效果很好。用银杏叶直接熬汤没事，但用来泡茶就需要先炒一炒。银杏叶通过炒制之后，做成银杏叶茶，味道很香，日常代茶饮就可以。心气不足的，心慌胸闷的，要改善心脏功能的，或者只是觉得不舒服的，都可以喝点银杏叶茶。二尖瓣关不全、三尖瓣关不全，或者有风湿性心脏病的患者，在处方中加点银杏叶进去，对心脏瓣膜的修复也有好处。

红景天，这味药疏松多孔，像海绵一样，只要是看过药材的就知道。还有一味药南沙参，它也像泡沫一样。红景天很轻，密度不高。红景天可以改善肺与外界的气体交换。在西藏，因为高原环境氧气不足，很容易发生高原反应，这时候就要喝红景天。红景天不是强心，而是改善肺的功能，让肺能够充分地进行气体交换。

那么红景天对心脏有什么好处呢？其实心脏中存在很多从周围收回来的静脉血，这些静脉血含有二氧化碳等浊气。心脏再将静脉血射入肺中，在肺里进行气体交换，把二氧化碳等浊气排出去，再把氧气等清气收回来，然后再回流到心脏去，进而布散到全身。从心脏射到肺的肺动脉流的是静脉血，是脏的血、黑的血。在肺里进行气体交换之后，回到心脏的是富含氧气和能量的新鲜的血，是动脉血。红景天能改善肺功能，让心脏射出去再收回来的血更纯净，更干净，更好一些。如果肺不好，咳嗽，或有肺气肿、哮喘、支气管扩张、肺心病的患者，都可以用红景天。它可以通过改善肺的功能，让心脏的功能更强健一些。如果你的肺不好了，那么心脏再怎么工作也是事倍功半。因为交给肺脏的是黑血，收回来的还是黑血，做了无用功。但是红景天能让肺功能增强，这样收回来的是新鲜的、红色的血，就能发挥作用。

红参让心脏收缩有力量。银杏叶能让心脏瓣膜关得严一些、好一些。然后红景天帮助修复肺脏的功能，让射到肺里的血净化完之后，心脏收回来的是很纯净的、鲜红的血。这三味药能改善心脏和肺的问题，所以很多有哮喘、肺心病的患者都可以用。它们既能调心脏，又能调肺。

如果哮喘患者说"医生，我心慌，气不够用"，就可以给他用红景天。有的哮喘患者不舒服，需要吸氧，其实弄点红景天给他喝，也能够起效果。银杏叶像心脏的瓣膜。红景天的颜色是红中带白，白中带红。白色属肺属金，红色属心属血。白色入气分，红色入血分。红景天是红白相间的物质，就会促进气分向血分转化，或从血分向气分转化。当你肺不好、咳嗽的时候，或是感到胸闷、气不够的时候，就是肺功能差的表现，就可以喝红景天。

红景天的味道非常清香，就像是大自然的一股清气，让人感觉像到了负氧离子很高的森林里一样。你闻一下它，就像森林里的清气一样，给人一种自然的感觉。它不是雾霾之气，是大自然的清气，让人感觉非常清爽。红景天能帮助肺把氧气吸进去。如果小孩跑两步就开始喘，那就喝红景天。它的清香之气闻着很舒服，还能恢复肺功能。咳嗽的、哮喘的、胸闷的人都可以喝。平常稍微动一下就累的人也可以喝，因为它可以改善心肺功能。如果是经常抽烟的患者，也可以喝。

尘肺的患者，肺里脏得很，呼吸很困难，就用地龙搭配红景天。红景天能增强肺对氧气的吸纳能力；地龙可以把肺内痉挛的小支气管疏通。地龙就是蚯蚓，它在土里生活，因而疏通的能力很强。地龙在肺里疏通，同时红景天增强肺内的氧气交换，将更多的清气交换进入体内，这时候人就感觉舒服了。吸进去的氧气通过肺静脉进入心脏，再经过心脏的收缩流入全身的动脉，这时手就不麻木了，皮肤也敏感了，头脑也清醒了。

如果家里有小孩在上学的，想让孩子的成绩好一些，就可以喝点红景天，让他的大脑供氧足一点。如果家里有老人抽烟的、哮喘的，也可以给他喝点红景天。如果小儿体质不好，一跑就喘的，给他喝点红景天。如果一到下雨天就感觉胸闷气喘的，也可以喝点红景天。

治疗心脏病，这三味药我用的频率比较高，有时也会在此基础上加一些桂枝，取其温通的特点。

桂枝、丹参和石菖蒲是新的"心三药"，为什么这么说呢？因为丹参配桂枝，能增强气化功能，加强向外推的力量。如果要加强气化就再配上红参，或者再配上红景天。如果只是心脏不舒服，感觉胸闷，脸色不太好，或者脸上长斑，你就用这几味药。

石菖蒲能够开心窍，治疗风寒湿痹。很多人心脏不好是因为背部受寒，因为背部受寒之后阳气升不上来，即使下面的肾气再足，丹田的火力再旺，也升不上去。当下面丹田的火力很足、肾也不亏的时候，突然背部受寒了，就像一个冰块浮在那里，阳气升不上去，心脏就会难受。刚开始只是感觉胸闷背凉，时间久了就会心痛彻背，背痛彻心。

怎么样判断背后是否受凉了呢？有个很简单的方法：手背对应背部，手掌对应前胸部，先测量手掌的温度，再测量手背的温度。如果手背的温度比手掌的温度低 0.3 ～ 0.5℃，就是背部受寒了。很简单吧，大家可以试一试，真的是这样的。曾经有一位患者过来，我说你的背部不好，他不相信。我一测温度，他的手背 36.3℃，手掌 36.7℃，差了 0.4℃。我说："就因为差了 0.4℃，所以你就经常感觉心胸烦热而背部寒凉。"他说："是的，我就这样的。"因为手背和背部、手心和前胸部是全息的一一对应的关系。大概有一半的人，用掌心的劳宫穴捂住阳池穴会感到手是凉的。手掌（劳宫穴）是热的，手背（阳池穴）是凉的，就说明你的背部经常受寒。这类人，长此以往，就容易患心脏病。想要预防，就要在背部垫汗巾；同时要保证背部的经脉通畅，可以试试刮痧或艾灸。

　　还有一个非常简单的方法，叫作摇龙骨。摇龙骨就是让患者俯卧在床上，医生左手扶着患者的背部，右手推髋部摇晃，将脊柱松解开。解开的目的就是使下焦的阳气能升上去，将背部的寒给散开。摇开之后，阳气就从下面升到上面了。摇龙骨要达到什么效果才好呢？摇到背部出冷汗，把寒排出来，然后觉得背部轻松，就达到效果了。

　　石菖蒲能够开心窍。当心脏被阴寒包裹的时候，它想渗透，却渗透不出去，因此里面就有热，就感到心烦热。但当心脏能很顺利地将热辐射出去的时候，是不会感觉心烦的。心火亢盛，舌尖很红。感觉心烦的人，背后一定有寒。舌尖红的，烦躁多梦的人，背后也一定有寒。这都是因为火被包裹在内，如果热能够透发出去，能够正常流动，就不会感觉心烦。很多小孩很烦躁，感觉像是脾气很大，但你摸他的背心是凉的，他的肩胛区是凉的。其实是因为寒把热包裹住了，里面是热的，外面是寒的，所以才烦。这时候我们要把他的寒散出去，如可以经常给小儿捏捏脊、拍拍肩胛区。

　　经常咳嗽的小孩，他的背心一定是凉的，用手摸一定是冰凉的。这种情况就可以拍他的两侧肩胛区。拍到感觉不凉了，他的咳嗽就好了。有的小孩睡到半夜开始咳嗽，咳得很厉害，就可以用石菖蒲。石菖蒲可以治疗咳嗽、咳逆上气。它为什么能治咳？因为石菖蒲能够把寒透发出来、宣发出来。寒气出来之后，心脏就舒服了。小儿夜晚睡觉咳嗽，还可以用掌心捂他的背心，捂到发热，微微出汗，寒一散，就不咳了。

　　我们成人要注意，如果爱出汗，要垫个汗巾。另外，站着的时候要有意识地把背对着太阳。例如，我去中医村爬山的时候，经常出汗，背部不舒服，然后我就习惯性地背对着太阳，借太阳的势把背部的寒散开。时刻要注意把背部的寒散开，这样你才能保持身体的良好状态。

　　下面再分享两味药——乳香和没药。

　　心脏的阳气来源于小肠，灸关元穴可以提升心脏的阳气。我们知道，心脏属离卦，心脏的阳气推出去，需要桂枝配丹参。当我们知道心脏与肺的关系之后，就会用红景天给心脏提供能量。想让心脏跳动的力量足，我们用红参来补心脏的气。都改善了之后，心脏在射血出去的时候还需要把外周血管的阻力降低。举个例子，将水管接到水龙头上浇花。水龙头一打开，水就哗哗地流过去了。这时候突然有人用脚踩在水管上面，会有两个结局：一是花浇不成了；二是水管从水龙头掉脱了。这就像我们的心脏一样，当血管在流得很顺畅的时候突然堵住了，也会有两个结局：一个是血流通不过。这就会感觉手脚麻木，脸上长斑长痘，记忆力减退。还有一个是心脏受累。因为它用力收缩压不出去，过度劳累就会代偿性的肥大。因此，要想治疗心肌肥大，恢复心脏功能，就必须把通道打开。通道打开之后，心脏不需要太大力气，轻轻松松就能完成工作，慢慢就可以修复了。

很多活血化瘀的药都可以帮助把通道打开，例如乳香和没药。为什么专讲乳香和没药呢？因为乳香、没药就是植物的树脂，也就是"树的血液"，能够帮助疏通血液。张锡纯对乳香和没药的评价很高，认为它们是疮科圣药。疮科疾病通常是因为局部的血脉不通，气血瘀滞，腐败化脓而成的。海浮散就是疮科圣药，它是用乳香、没药两味药等份磨成粉制成的。我们治疗丹毒，就可以外敷海浮散。西医说丹毒是感染，要用抗生素。从中医的角度讲，丹毒是因为局部瘀滞不通导致的。我们身上如果有血脉不通，就可以经常小剂量地服用一些乳香、没药，效果要比三七好，而且价格又便宜。乳香、没药是植物树脂凝固的精华，它疏通血脉的作用非常好。我们在把心脏的收缩力量、阳气、阴液、通道的问题都解决好之后，目标就能实现了。因为脸上长斑长痘、皮肤暗这些都是果，把前面所有的因都弄好了，果自然就解决了。

我们弄明白每一个脏器的功能，理清它的功能布局，然后再慢慢梳理一遍，对应去看任之堂的方子，思路会更清晰一些。

三、通脉三药

下面讲通脉三药——葛根、丹参、川芎。

为什么叫通脉三药呢？这三味药吃完之后，可以让我们的血脉更通畅，头脑更清醒。其实现需要三部分——能量、通道、目标。运用心脏这个泵可以把能量送出去，通道要打开，而目标是四周的脏器。虽然我们的头部只占人体重量的2.5%～3%，但其消耗的能量却占全部能量的20%。例如吃一碗饭，其中有20%的能量都供应到了头部。这是正常情况。如果用脑过度、思虑太过，它可能消耗30%～40%，甚至50%的能量。用脑越多，能量消耗越大。就像家用电器一样，功率越大，消耗电量越多。

大脑需要大量的能量，很多时候我们这个气升不上去。心脏是个泵，管道不通了，气就升不上去了，怎么办呢？这时心脏就会用力收缩，使压力增加。例如，我们很多患者头晕，一测血压很高，高压到180mmHg。这种头晕是由血压高引起的，怎么办呢？西医的治法是吃降压药，把高压从180mmHg降到140mmHg左右。血压正常了，但是患者的头晕会加重。为什么血压降下来反而感觉更晕了呢？大家想一想，大脑需要大量的能量向上输送，而管道却被堵住了，会怎么样？它会反射性地刺激下面加压，加压之后才能输到上面。如果你现在把它的压力减小了，能量就输不上去了。就像我们的房子，住在楼顶的人家里水压很小，怎么办？需要加一个增压泵，把水压升上去。如果压力增不上去，上面就没水。很多高血压患者收缩压高的时候，头晕的症状不是很明显，但是把血压降到正常反而症状很明显。这就是通道的问题，而不是源头心脏的问题。收缩压高的患者，大多数颈椎不太好，他们颈椎的肌肉很僵硬。

我经常会戴个汗巾或者毛巾，把头部的风池穴围住，因为这个地方容易受寒。一两个月前，我的高压到了168mmHg，而且脖子不舒服。平时我的血压不会那么高，所以是因为脖子不舒服，身体才调节血压到了这么高，以此满足头部的需求。于是我就按揉脖子，出出汗，同时注意避风，高压就降到135mmHg，正常了。我的血压一直都很正常，就是因为脖子受寒之后肌肉僵硬，气升不上去，心脏才增加压力，往上冲。因此，我们要做的不是降压，而是把通道打开。通道开了之后，不需要那么大的压力就可以到达头部，反馈性调节，心脏收缩的力量自然就减弱了。很多时候，我们的通道堵了之后，心脏用力收缩，劳损后心肌就代偿性地肥大了。

我们可以用葛根、丹参，解决脑部供血的问题。葛根疗肌解表。《药性赋》中载："疗肌解表，干葛先而柴胡次之。"葛根能够缓解肌肉僵硬。当你感觉背部、颈椎僵硬、不舒服，一定不要忘了葛根这味药。

我们的后背和心脏有什么关系呢？因为颈椎、后枕部，在我们的脉象上反应，就是左手寸脉的地方。它和心脏反应在一个位置，都在左寸。当左寸浮取不到的时候，也就是阳气过不来的时候，而这大多是因为颈椎不好。大家可以试试摸摸自己的脉，凡是左寸脉浮取不到的，脖子一定有问题。葛根这味药可以把背部僵硬的肌肉打开，打开之后再摸脉，脉就起来了。所以葛根对心脏有好处，能减轻心脏的负荷，使心脏不再因为用力收缩而感到难受。所以当后面

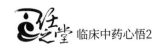

的郁滞解开之后，心脏就能轻轻松松地干活了。

因为心脏跳动会产生很多热量。丹参能凉血，养阴血，对心脏有帮助，对心脏产生的热量有好处。葛根把后部僵硬的肌肉解开。川芎上达头目，下达气海，能行血中之气。血的运行是依靠气来推动的，气行则血行，气滞则血瘀。葛根、丹参、川芎组成的方子叫通脉饮，它能把向上输送的通道打开，把里面的热清掉。清阳升上去了，脑袋就清静了。凡是颈椎不好的、脖子僵硬的、头部昏沉的、记忆力减退的，就可以用这个通脉饮。

经常伏案工作或者学习的人，会感觉脖子不舒服，记忆力减退，大脑缺氧，哈欠连天。我们前面讲了红景天，这味药能让肺部氧的交换加强，但能不能通过心脏输送到头部，还要靠通道，因此还要解决通道的问题。所以就需要用红景天配上葛根、丹参、川芎，把氧气吸进来，通道打开，再输送到头部去，脑袋就灵光了。

这个方子能解决头部的问题。虽然只有三味药，却能有效地解决脑部气血供应的问题。如果没有气血的供应，大脑的细胞就开始萎缩了。就像地里的庄稼一样，没有水的供应，就开始干裂、萎缩。大脑长期缺血缺氧，脑细胞的空隙增加，脑组织慢慢缩小，就会记忆力减退，还可能患阿尔茨海默病。所以小剂量地用这个方子，可以改善这些问题。有人担心长期用药会不会有副作用？这个方中葛根 10 克，丹参 10 克，川芎 6 克，红景天 10 克，一剂药一共 36 克，煎汤代茶饮，味道淡淡的可以起到养生保健的作用，让头脑更灵光。如果感觉头脑不太灵光、记忆力差的，就喝通脉三药，再加上红景天；如果有心气虚，就加点红参进去。

川芎还有什么作用呢？川芎味辛，带着香味儿，能解决左关肝郁的问题。因为肝是心的母脏，心属火，肝属木，木生火。下焦的能量气化之后，通过肝、脾向上传输，输送到心，到头部。如果肝郁，气就升不上去。你把丹参、葛根喝下去，也只是借助一个外力。内在力量是从下升到上面去的，升不上去和肝郁有关。川芎味辛且有香味，能够疏肝解郁。

肝藏血。川芎能行血中之气，就能解决肝郁的问题。川芎的用途很广，例如闪腰岔气，一咳嗽疼痛就加重，甚至稍微深呼吸就痛，可以用。岔气的病变部位在哪里呢？岔气是因肌肉表面的筋膜拉伤而出现的疼痛。筋膜与筋膜之间是卫气通行的通道，而川芎能行卫气。所以如果岔气就喝点川芎粉，3～5 克喝下去，一排气，岔气就好了，很简单。为什么说岔气是因为肌肉表面的筋膜拉伤呢？这个病我们专门做过研究。有个西药叫非普拉宗片，能让肌肉松弛，缓解岔气的症状。所以我用这个药和川芎做过对照试验，结果表明两药的效果都很好，没有明显的差异。

所有的药都有一个正向调节作用，还有一个反向调节作用。葛根、丹参、川芎喝多了会不会有副作用？在我们人体中，清气往上升，有升就有降。如果只往上升不往下降，可能会头脑发胀、精神亢奋。所以升的同时还要往下降，有去有回，一阴一阳为之道。气往上升的时候，要考虑它降的通道是否通畅，这是个思维模式。

很多颈椎不好的患者，只要脖子一受寒，就头晕恶心、不想吃饭，为什么会出现这种反应呢？这是因为我们的督脉起于胞中，出于会阴部，一支从背后往上走，还有一支从小腹直上，贯脐，向上贯心，至咽喉与冲、任二脉汇合，环绕口唇，至两目下。若后面的督脉堵住了，前面这一分支就会响应。而前面的督脉加强的时候会导致胃气上逆，就会出现恶心、纳差。所以凡是颈椎不好的、后面督脉堵住的患者，大多胃不好，胃气上逆，恶心呕吐，纳食不香。

这时要用一个巧劲儿，就是在从后面往上升的时候，在前面稍微降一下。就像杠杆一样，这边升上去，另一边就降下来，达到一个平衡。接下来讲个小方——葛根配半夏。当你用葛根往上升的时候，配伍一些半夏往下降，或者用竹茹、代赭石、枳实、枇杷叶都可以，只要是往下降的，能让任督脉循环起来的都可以。

如果后面升不上去，前面就会往上升，就会反酸、呃逆、纳差。胃气不降反升，浊气也往上升，就会头晕眼花。如果是更紧急的情况，比如在发生脑血管意外的时候，气往上升，胃气上逆，反酸，就会导致应激性溃疡。因此，西医在治疗脑卒中时的时候，常用西咪替丁抑制胃酸分泌，以防胃部出现溃疡。我刚才说的只是恶心、呃逆，进一步加重的时候会出现胃痛、胃灼热，很难受。我在神经内科实习的时候，就想过为什么医生要给脑卒中患者用西咪替丁，所以就去摸患者的脉，发现他们通常右手脉亢，因为降不下去。中医和西医治疗疾病的角度不一样，用药不一样，但思路是相通的。

当你摸脉的时候，如果左手脉升不上去，左寸不足，就用川芎升左寸脉，再用葛根把背部的肌肉放松。右关大的时候用半夏，但患者可能感觉胸闷，所以还要配用木香顺气，形成一个升降循环。

有没有更简单、巧妙的方法呢？可以用生姜、大枣、葱。生姜是辛辣的，能发汗。感冒之后肌肉僵硬，气运行不通畅，喝点生姜水，出出汗就会好一些。为什么发汗对心脏有好处呢？因为汗为心之液，当左寸不足的时候，心要把正气布于体表，而生姜能稍微促进一下，帮助心推出去。生姜发汗，只要出点汗，寒一散出去，表就解了。大枣能顾护中焦脾胃。葱能通中脉。葱白能够通阳气，上下都通，通三焦。所以用生姜、大枣、葱三味药熬水喝，后面的寒解开了，中焦脾胃护住了，中焦也打开了。如果身体很虚，感到很乏力，就再加点红糖。家庭日常保健就用生姜、大枣、葱，加点红糖煮水喝，对心脉有好处，对颈椎也有好处。

如果颈椎不好、血压高，有一个非常简单的方法，就是把手掌搓热，然后找到颈椎上最凉的一节捂住就行。要捂多长时间呢？10～20分钟，微微出汗即可。捂完之后，再活动颈椎，就会很舒服了，再量血压也会有变化。就是这样简单的动作，利用掌心的温度就可以解决。掌心的劳宫穴对应心，利用心的能量疏通颈椎，改善脑循环，血压慢慢就降下来了。所以经常搓一搓颈部的风池、风府穴，对于颈椎不舒服、血压高的患者很有帮助。有一个从外地过来交流的朋友，他就专门讲，要在风池、风府穴附近搓，搓到发热，后颈部的肌肉就解开了，血压也就降下来了。大家都可以试试，当你发现这个方法有效的时候，对于这个原理的理解就更透彻了。

明白原理就可以延伸出很多方法。例如，我前两天脖子不舒服，就找了个毛巾，先用电吹风把毛巾吹得很烫，然后趁热的时候围在脖子上，就感觉很舒服，一下症状就缓解了。这就相当于喝了葛根、丹参、川芎，或者是生姜、大枣、葱。肌肉放松了，心脏向上输送的压力得以减轻，干活就很顺畅，脑供血也得到了改善。

有很多人的脖子后面有褶子。当你发现头一抬，脖子后面有很深褶子的时候，就要警惕，因为这不是好的现象。当褶子很深的时候，气升不上去，脑部的供血也受影响。我们颈椎上面这一节很重要，非常非常重要。威灵仙能够祛风散寒、解肌除湿。用威灵仙泡的酒在颈部褶皱的地方搓一搓，搓热，把肌肉的能量释放出来。桂枝酒可以吗？桂枝酒也可以，局部应用的话，威灵仙酒比桂枝酒的劲更大一些。

脖子受寒之后阳气升不上去，头部正气不足，就容易受寒。所以只要阳气从背部升上去，头部阳气充足，面部就能抗寒。冬天我们头上戴顶帽子，但面部没有保护也不会觉得冷，是因为面部有阳气护卫着。所以当阳气不足的时候，头部受寒后会出现头痛。寒性收引，头为寒邪包裹，故而疼痛，这时需要用温性的药把寒邪散开。治疗头痛可以用桂枝酒温通经脉，在一斤白酒中放一两桂枝，浸泡一段时间即可。桂枝借酒的宣发之力通到头部，所以喝完后会感到头部微微汗出。你们可以试一下，凡是摸着后枕部发凉，但是头部紧束抽痛的，就可以喝桂枝酒。

李可老先生治头痛，就是用生草乌、生川乌粉抹在头上，利用大温的药来散头部的寒。我们用桂枝泡酒，异曲同工，喝下去之后很快就解决问题了。

耳后两侧受寒，阳气升不上去，会出现什么情况呢？视力会减退，还会得过敏性鼻炎，嗅觉也会减退。面部五官的功能都会减退，包括眼睛、耳朵、鼻子、嘴巴的功能都会减退。它们功能减退的原因是阳气不足，所以功能减弱。就像灯一样，灯不亮是因为没有电，要检修电路。五官功能减退，我们知道故障在哪个地方，就是在脖子两侧耳朵后面这里。原始点按摩法的发明者张钊汉，他的理论认为，耳后颈部两侧有很多开关，把这些点按开之后，整个面部的阳气就充足了，功能就恢复了。我们讲葛根、丹参、川芎也是这个原理，喝生姜、大枣、葱也是同样的思路。

生活中遇到有的患者头痛得很厉害，但是又没办法弄到桂枝酒或威灵仙酒，怎么办？就可以用张钊汉医生的原始点按摩法，按照他的方法把耳后这里搓一搓，按一按，然后再把后枕部搓一搓，患者的眼睛就舒服了，鼻子也舒服了、通气了。

我们把按摩法、汤剂、食疗方融合到一起，整合好之后，会发现很多头面部的疾病都能解决了。在操作原始点按摩法的时候有个小技巧分享给大家，就是当你做完前面分享的手法后，一定要收尾，而收尾的时候注意把膻中、中脘的地方推一下，让胃气往下降。因为胃气降不下去，只往上攻，效果还不行，而如果降一下胃气，会发现事半功倍。

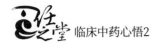

四、肠六味

左手寸脉对应小肠。当小肠瘀滞不通的时候，小肠经也不通畅。因为脏腑与经络是相通的，若腹部不通，经络也不通。有些患者从手臂外侧到肩膀都疼得比较厉害。因为手臂外侧是小肠经。这时候你问他大小便怎么样，他会说大便不是很通畅，吃东西后肚子感觉很胀，消化功能差。左手寸脉摸不到，说明小肠肠腑有问题。当肠道畅通后，相应的小肠经脉也会通畅。

为什么小肠与心相关呢？因为小肠经与心相连，心经也下络小肠。所以当小肠不通的时候，小肠经到达心的能量也会差一些。因此要想把心脏的病证彻底治好，一定要兼顾小肠。不把小肠调好，要想把心脏彻底治好，是不现实的。《伤寒论》中的炙甘草汤中用火麻仁润肠通便，因为当小肠通畅之后，就可以为心提供阳气了。所以通肠六药之中要非常注重使用火麻仁这味药。

小肠通常称为红肠。食物中的营养成分大部分通过小肠来吸收。如果患者把结肠给切掉一截，不会有太大的问题，因为结肠主要吸收水分。但如果将小肠切掉一截就会比较麻烦了。因为小肠有几米长，如果切掉一米，那么吃进去的很多营养成分都吸收不了，而且会拉肚子。小肠吸收不好，也就没有办法为心脏提供能量，为血液提供养分。

心为君主之官，能藏神。小肠的背后是君主。我看过一个患者因为小肠癌切掉了一部分小肠，然后每天腹泻20多次，整个人很虚弱，走路都摇摇晃晃的。我给他用补脾升阳的方法治疗，每天还要腹泻14次。

下面讲一下苦参。小肠是管吸收的。小肠外面的网膜是三焦，受寒之后容易瘀滞。那么小肠吸收的营养物质在三焦这一部分就容易郁积发热。包裹小肠的肠系膜属三焦范畴。三焦（肠系膜）其实是血液循环中血管最丰富的一个脏器。为什么说它最丰富呢？因为它要吸收来自小肠的所有营养。为什么说三焦是白色的呢？因为它吸收的小肠的乳糜是白色的，然后通过肝脏到心脏化赤为血。如果不通过肝脏而是直接走到膀胱，那么尿就有可能成为白色的。尿是白色的，像米汤一样，说明受寒了。这时候可以艾灸关元穴，将小肠的寒散一散，让它不向下走而向上输送到肝就好了。苦参可以把小肠、三焦的瘀滞散开。腹部有寒的时候有一味药散寒的药的效果非常好，就是威灵仙。威灵仙可以散腹部的寒，散寒积痞块。如果想消腹部的包块，艾灸的时候加上威灵仙和葱效果更好。

猪蹄甲。猪习惯用脚刨地，因此猪蹄甲很有穿透性，类似穿山甲，可以将肠道的瘀滞化开。肠道长期瘀滞，而且肠壁上有很多褶皱，其中就会潴留很多食物残渣。猪蹄甲可以把这些肠垢清理干净。

鸡矢藤和红藤等藤类药是通经络的。小肠或小肠经不通畅，也会出问题。小肠有积滞，会导致消化不良、吸收不良。除了肠道里的问题外，还有经络的问题。鸡矢藤可以化积、通经络。红藤也是通经络的，善治肠痈。当肠中瘀滞化热的时候，例如出现阑尾炎，就可以用红藤。

这六味药基本上可以把小肠里里外外所有的问题都解决好。

艾叶配苦参，寒热搭配。火麻仁润肠通便。鸡矢藤、红藤，通络化积。猪蹄甲攻包块，攻邪气，攻浊气。有一位杭州患者，吃了我们这个肠六味后大便很通畅。他原来脸色发黑，吃完后脸色慢慢变亮了。他回家的时候带了50包，说是要送给领导。因为他的领导经常应酬，肚子很大。后来反馈说，领导用完肠六味后肚子小了，大便顺畅了，浊气下去了，脸色也变好了。

肠六味方：艾叶5克，苦参5克，火麻仁20克，猪蹄甲5～10克，鸡矢藤20克，红藤20克。

有人问："艾叶、苦参只用5克，剂量这么小，可以吗？"艾叶很苦的，苦参也是很苦的，如果用量太大患者也受不了。猪蹄甲粉炒完闻起来很香，如果是生的猪甲就很臭。肥胖的、肚子大的患者，大多浊气重，脸色发黑，心脏也不舒服。还有些患者血脂高、颈椎不舒服、脑供血不足，都要把肠道通开，也可以喝肠六味。大家想想看，肠道不通，胃气就降不下去。举个例子，胃就像马桶一样，小肠就像下水道，下水道堵住了，马桶里的脏东西就排不下去了。如果前面降不下去，后面能升上来吗？所以只有前面的浊气降下去以后，后面的清气才能升上去。这是一个清升浊降的问题。你看到的是一个小问题，实际上它能引发整个人体的问题。所以你要把心脉调好，就必须要重视所有的脏器。如果只想简单的调治心脏是解决不了问题的。正确的思路是在调心脉的时候，用红参、葛根、丹参、川芎，前降后升。前面降下来要考虑小肠的问题，降小肠就要考虑用肠六味。此外，脾与小肠相别通，小肠瘀滞，与脾虚有关。思虑太过，人就不想吃饭了，因为思虑伤脾、思则气结。脾气郁滞会影响肠道吸收运化，所以用攻的药，再喝点补脾的药，如四君子汤。

一位老太太患风湿性心脏病，已经到了很严重的程度，她在我这儿治疗了

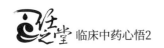

6个月，就差不多好了。治疗到最后的时候就是用调脾胃收尾的。脾胃好了，小肠好了，心脏就好了。因为脾和小肠相别通，脾主运化，所以脾好了，小肠的吸收和运化就加强了。小肠的功能恢复了，向心脏提供的阳气就足。归根结底，还是少想事，多干活。少想事，减少脾的伤害。多干活，就是升督脉。

五、多用途的丹参槟榔饮

丹参槟榔饮由丹参、石菖蒲、枇杷叶、槟榔四味药组成。这个方是我的一个道医朋友的，可以治疗早期的风湿性心脏病。一味丹参饮，功同四物汤。丹参可以养血活血。石菖蒲能把窍打开，对五脏有好处，可以治疗风寒湿痹、咳逆上气。丹参和菖蒲一起用可以养血，还可以把寒散开。枇杷叶主降，可降肺胃之气。丹参和菖蒲，能把左手寸脉打开。枇杷叶能把右手的气往下降。这样左升右降，后升前降。心脏开，肺气阖，胃气降。心脏最怕寒水射心，当体内下面有寒的时候，水气上犯，则心脏受累。颧骨发黑的时候，就是心脏受凉了。若颧骨发红，黑中带红，红色占优势，相对好治；如果黑色占优势，水火相争，水盛火衰，相对难治。槟榔可以下水气，如同把乌云给消散掉。然后再用丹参，阳气就可以疏散开。这四味药非常妙，看到两颧发红、发黑的，或者有冠心病、风湿性心脏病感觉胸闷的，就用这个方子。还可以在这个方子基础上加减，如加红参可以补气，加点瓜蒌可以加强枇杷叶的功效；加薤白可以增强石菖蒲的功效。

六、痤疮、面斑四药

心脏属离卦，两个阳爻，一个阴爻。丹参配桂枝，一阴一阳，丹参对阴爻，桂枝对阳爻。这一组是活血药，疏通血脉的作用非常好。凡是血脉瘀滞不通的，无论是手指麻木，还是长痘都可以用。乳香、没药用生品效果会好一些，你们可以参阅张锡纯的《医学衷中参西录》中关于乳香、没药的论述。他的文章非常精妙，很有益处。

我们说"诸痛痒疮，皆属于心"。痛证可以用乳香、没药。心与血脉相关，不通则痛，所以张锡纯在活络灵效丹中就用了乳香、没药。"治风先治血，血行风自灭"，所以治疗痒的时候要配上活血的药。当血液循环加快之后，风就散掉了。血液循环加快，心脏将血中慓悍之气布于体表，风寒就散掉了。脸上长疮或疖，都可以用乳香、没药，它们是疮家圣药。西医认为，长疮是因为感染，要用抗生素。而中医认为，长疮是瘀滞不通导致的，只要用活血药使血液循环通畅，疮自然就好了。如果用抗生素反复杀菌，而周围皮肤的血液循环不好，那么疮永远也长不好。因为伤口的修复是靠我们体内的气血滋养的，所以当体内血液循环不好的时候，伤口怎么好得了呢？如果手上长个小疮，周围发黑，摸着发凉，那这个疮就不容易好。因为发黑意味着周围血液循环差。只有血液循环好，巨噬细胞过来才能把细菌吞噬掉，红细胞携带氧气聚集才能养好疮口。如果伤口周围微红，开始发痒了，就好得快。

我曾治过一位糖尿病患者，指（趾）尖溃疡发黑。家里人很紧张，担心他手指要被截掉。我就给他用艾灸，加快血液循环，结果一根艾条还没用完他的病就好了。治疗疮科病，不要想着清热解毒，加快血液循环才是关键，所以乳香、没药是疮家圣药。有个方子叫仙方活命饮，里面有很多活血的药，其中就有乳香、没药。把思路弄通之后，再治这些病就好办了。

七、肉桂粥

为什么讲肉桂？肉桂打成粉是什么颜色？红黄色，王道之色。黄色对应脾，属土；红色对应心，属火。为什么我们卤菜的时候用桂皮？因为能开胃。肉桂甜中带辣，辛甘化阳，让人胃口大开，吃了不断分泌唾液，能够把下面的命门火补起来。命门火补起来之后，脾功能得以加强。因为火能生土，火加强，土也就加强了。脾土功能加强，小肠的功能也就加强了。小肠功能加强了，心气也足了。这样看来，好像是转了一大圈，其实不止转一圈，人体内的气机旋转，周行不殆。中成药中有个麝香保心丸，里面放了肉桂，为什么放肉桂？因为肉桂本身就能强心，它能从肾一路传到心。我们前面讲的治疗心脏的药有从肺治的，从脾胃治的，疏通颈部的，还没有讲过从下面治的。如果经常脚发凉，是因为下丹田没有火力；若伴有心脏不舒服，则是因为下面的寒气往上犯。因此，在治疗心脏的同时还要把下面的命门之火照顾到，而用药就非肉桂莫属！它比附子要好，因为附子走窜，容易导致心律不齐。但肉桂不伤心脏，即便剂量大一点也没有副作用。除非是心阴非常亏虚的患者，吃了肉桂后会有心率加快的问题。

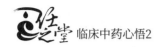

有些医生主张，糖尿病患者可以用六味地黄丸，其实很多患者都不适合用这个药，因为胰腺又称为副脾，它的胰岛素分泌不足，是因为功能减弱，阳气不足。而它的功能是靠命门火提供的，下面火不足的时候，它的功能就减弱了。所以我们在治疗糖尿病的时候，要把下面的命门火先补起来，待胰腺的功能恢复，它分泌胰岛素的功能就加强了，血糖也就降下来了。消渴分上、中、下三消，下消用金匮肾气丸，而不是用六味地黄丸。命门火旺，火生土，阳气足，胰腺功能才旺盛。所以如果是下面寒的糖尿病患者，吃肉桂比较有用。脚发凉的，下面寒的，不想动的，一动就出虚汗的，经常吃一点肉桂粉，可以帮助把下面的命门之火补起来。西方人非常喜欢吃冷饮，吃生的蔬菜。当大量的寒性食物吃到身体里面时，必须有一个食材来制约其寒性，就要用到肉桂。经常脚发凉的、夜晚起夜的、小腹凉的、痛经的，都可以用肉桂。吃肉桂最简单的方法就是把肉桂磨成粉，吃粥的时候加一小勺，再放点红糖。

灸关元穴可以强身健体。看起来是灸关元穴，实际上是救了一位君主。心是君主之官。"要想安，关元三里长不干"。重症患者可以试试灸足三里和关元穴，用瘢痕灸，或许有一些效果。心脏的阳气来源于小肠，小肠的阳气又来源于关元。灸完关元穴以后心脏功能加强了，血液循环就加快了。"流水不腐，户枢不蠹"。全身血脉通畅以后，一些肿瘤就消掉了。刚才讲威灵仙可以消腹部硬块，其实消腹部的包块还有个很好的方法，就是吃洋姜。吃过洋姜的人都知道，它通大便的效果很好。有些结肠癌的患者大便很黏，排便不畅，就可以大量吃洋姜，每餐 250 ~ 400 克。一边艾灸关元穴把小肠的阳气扶起来，一边吃洋姜通大便。一边扶正，一边祛邪。

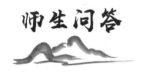

❓ 学生问：有子宫肌瘤或者痛经的人，可以喝药吗？

老师答：子宫肌瘤，既有寒又有热。我们很多人认为，子宫肌瘤是因为有寒，其实是错的。如果背部从长强穴到大椎穴的通道不打开，不通畅的话，下面一味地补火，患者只会瘀滞得更厉害。不论是子宫肌瘤导致的腹痛，还是痛经，你要看八髎穴附近有没有瘀滞的血管。如果有很多青紫的、细小的血管，就要在这些血管上针刺放血，或拔罐，或拍打，把它疏通好之后，阳气往上升了，运转正常了，痛经就好了。前病要后治，前面的痛要治后面。你要看整个的通道是否通畅。我们看病一定要构建一个立体的模型，头脑中不要只想着治痛，而是要想着它是后面的、前面的、上面的、下面的、左边的、右边的，有一个立体的图像。在患者叙述病情的时候，你要想着那个立体图像，把症状和上下、左右、前后一一对应，然后就好办了。不能看到子宫肌瘤就想着宫寒，那是刻板印象，事实不是这样的。有时候患者可能需要在八髎穴处刮刮痧、放放血，再配合其他治疗，效果或许就不一样了。

❓ 学生问：阳郁跟阳虚怎样区分？

老师答：阳虚则寒。如果阳虚，就会怕冷，是表有寒、里也寒。阳郁是表寒里热。阳气郁在里面，里面是热的，外面是寒的。如果里面是寒的，外面是寒的，感觉很冷，那是阳虚。

❓ 学生问：伸筋草和小伸筋草有什么区别？

老师答：这是每个地方的称法不一样。《中国药典》上记载的是伸筋草，但我们地方上习惯称为小伸筋草，因为当地还有一个大伸筋草。

❓ 学生问：肺气肿用红参、银杏叶、红景天治疗，具体是怎么用呢？

老师答：肺气肿是肺的问题，不是心脏的问题，而且在治肺的同时还要考虑大肠，考虑脾脏。我只是讲了心脏。肺气肿的时候，你可以用红参，可以用银杏叶、红景天，但还要考虑大便是否通畅。因为大便通畅，肺的压力就会减轻。还要考虑肺金的来源脾土，因为土生金。这就有很多思路了，不要认为红参、银杏叶、红景天能够通治所有疾病。不是的，那是错的。我只是说这三味药对心脏有好处，它们可以从某种程度上帮助心脏。心脏好了之后，对其他疾病也有益处。

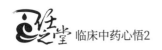

❓ **学生问：乳香、没药可以和丹参、桂枝一起泡水吗？**

老师答：可以一起煎服。例如，你心脏不好、手脚麻木、口唇发紫，就可以用桂枝汤加 5 ~ 6 克生乳香、生没药进去，就会起到很好的作用。桂枝释放出去，丹参或者芍药收回来，乳香、没药协同疏通通道，气不够就加点红参。即使是简单的组合，对心脏也有帮助。

注意桂枝不需要后下。如果是高中生喝红景天茶，每天 10 ~ 15 克就够了。乳香、没药是树脂，如果用量在 10 ~ 15 克，煎煮的时候，熬出来的液体会非常浓稠，就像糨糊一样，很难喝而且苦。因此乳香、没药入药用 6 克就够了。

❓ **学生问：银杏叶什么季节采摘最好？**

老师答：银杏叶是叶子，因此它的采摘要选择在叶子最肥厚的时候，这时候的叶子气足。

❓ **学生问：我早晨起来感觉头昏脑涨，脑子不好用，要到下午才好，怎样调理？**

老师答：上午属阳，下午属阴。早晨太阳升起来了，阳气往上升，所以人体的阳气也向上升发。如果你早晨起来头昏脑涨，说明阳气升发得太过了。到了下午才好，是为什么？因为太阳落山了，阳气往下收，所以就感觉好一些了。问题就是阳气升发得太过，收得不够，所以只需要把阳气往下收敛就好了。怎么治呢？其实很好治，有太多方法了。

第一个方法，你可以用吴茱萸磨成细粉，用醋调，敷涌泉穴，可以把上面的阳气往下收，起到培根固本的作用。比如，晚上睡觉的时候，我就用吴茱萸粉调敷一个晚上，第二天早上起来保证头就不胀了。因为你好好收藏了一夜，下面的根基打牢了，它要向上升也升不上去了。

第二个方法，把大蒜捣成泥，敷涌泉穴，也可以引火下行、引气下行。大蒜和吴茱萸的差别在哪里？二者都很好，只是大蒜对皮肤的刺激性比较大，容易起水疱。所以敷大蒜的时候不要超过 1 个小时，一般半个小时左右就可以了。

第三个方法，如果上面的气降不下来，你可以在睡前喝一点淡盐水，或者放点醋，喝盐醋水。因为盐向下走，醋也是往下走的，喝下去后可以帮助阳气敛到肾里。

如果平时经常思虑过度、想得太多，怎么办呢？首先要把下面的肾固住，还要把心火清一下。可以喝莲子汤，要带着莲子心一起煮汤，还可以把带心的莲子研成粉末，冲服。当你吃莲子的时候，要带莲子心一起吃下去。莲子心不是很苦，只有一点点苦。

如果你思虑过度、用脑过度，下面肾虚、脾虚，气往上浮，可以看看掌心，会出现很多小纹路，而且很乱。就是因为思虑太过，导致脾虚，虚火上炎。这时候你用带心的莲子，吃也可以，泡茶喝也可以，煮了喝也可以，捣碎喝也可以。你说我买不到带心的莲子，那就买莲子，然后再买点莲子心，把它们放在一起，捣碎煮一煮喝也可以，要灵活应用。

"心三药"不是泡茶喝的，我们讲的只是个组方的模式。大家在学完之后遇到相关的疾病，就知道怎么组方了。

② 学生问：间歇性胫痒怎么治？

老师答：如果是间歇性胫痒，你就喝点小建中汤。

② 学生问：咽喉有滤泡增生，西医不做治疗，中医的治疗方法是什么？

老师答：咽喉有滤泡，是因为慢性咽炎。内病要外治，前病要后治，后病要前治。就是说你感觉脖子里面不舒服，首先要把颈椎治好，这是第一步。凡是颈椎不好的人，颈部的气就不顺畅，气不顺畅时间久了就会得咽炎。因此可以采用刮痧和按摩的方法，先按摩颈椎，脖子舒服了，前面就能好一些。然后在咽喉部刮刮痧，透发一下，就能好很多。

② 学生问：酸枣仁可以补心气，与丹参类似。丹参有活血作用。民间喜欢用桂枝与酸枣仁合用补心血，这与丹参和酸枣仁配合有没有区别？

老师答：酸枣仁含有大量的油脂。含油脂的东西吃了容易上火。如果是心有热，用酸枣仁配桂枝不太适合。如果是心有寒还好一些。在舌尖很红的情况下，用酸枣仁配桂枝，吃了以后容易上火。

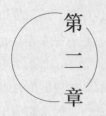

第
二
章

肺
与
大
肠
用
药

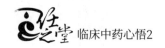

前面讲了一些与心脏相关的药，下面接着分享用药心得，讲一讲与肺有关的中药。

首先讲肺。中医对肺是怎样描述的？肺为相傅之官，也就是宰相。心为君主之官。心脏是皇帝，宰相就是帮助皇帝干活的人，一人之下，万人之上。这样比喻有什么好处？例如，心是君主之官，就像太阳一样，光芒四射，皇恩浩荡，要照顾天下子民，把能量辐射出去，把热量辐射出去，把爱心辐射出去，把光芒辐射出去。肺，既然是宰相，就要辅助心脏这个君主。当心脏要将一腔热血射到全身的时候，肺在干嘛？肺在帮忙，助心行血。肺的宣发作用，就可以促进气向四周布散。

那么什么药对肺的宣发作用有帮助呢？基本上所有辛味的药都有一定的宣发作用，如花椒、辣椒、葱、姜、蒜、麻黄、荆芥等。辛味属金，肺属金。肺的功能是释放、布散出去。辛味药，可以帮助肺功能的实现。那么辛味药可以帮助心脏布散血液吗？辛味药也可以起到促进心脏血液布散的作用。如果一个患者胸闷，吃了三七感觉好点，但是给他煮点荆芥水喝也有效。三七是活血的药可以理解，为什么辛味的荆芥，喝了也有效？因为所有辛味的药都能帮助肺宣发，肺一宣发，就能助心把阳气布散到体表。宰相是帮助皇帝干活的，要这样理解。

所有皮肤不好的，阳气不能布于体表的，都可以用辛味的药把阳气布于体表。阳气布于体表，心脏的热量、气血就能够布散到体表，皮肤自然就好了。凡是脸上长斑的、长痘的，皮肤很粗糙像鱼鳞一样的，都可以用辛味药帮助释放阳气。肺气宣发出去，心也把气布散出去，卫气也布到体表，共同在体表形成一个保护罩。

宣出去一定好吗？不是的，因为宣发的过程，其实是对正气的消耗。当向外布散的时候，相应的一定会有东西被消耗。肺宣发的时候要消耗东西，心脏向四周辐射的时候也要消耗东西。这其实就是个阴阳循环，必须有回收和布散。回收的过程，还有肃降、敛的作用，而这也可以防止宣发太过。

当我们心脏向外布散的时候，阳气向外布散，如果没有肺的敛降作用，那么可能一动就要出汗。人一动就出虚汗，大汗淋漓。出汗是好事，但出汗多了就不是好事了。因为汗为心液，到血管外面是汗，在血管里面是血。毛孔要收缩，依靠肺的敛降作用。肺在协助心脏开的时候还敛降一下，一边开一边收，把阴性物质往里收，防止汗出太过。不要觉得出汗多是好事，汗出过多有时是致命的。有些人爱出汗，一动就出汗，感觉心慌气短，浑身无力。因为他们本身心血就不足，如果再一动就出虚汗，大量出汗，汗血同源，人就更虚了。还有的人血虚，睡眠不好，脉很细，也不能大量发汗。

怎么把汗收回来、敛回来呢？收敛的药有两个作用：一是让心散的力量减弱；另一个是让肺肃降的力量加强。敛降的药通常是酸味的。为什么张锡纯重用山茱萸来敛汗？他对山茱萸描述得非常清楚：大汗亡阳的时候，脉微欲绝的时候，用大量山茱萸喝下去，增强肺敛降的力量，让它往回敛、往下收，收到肾脏，心就不慌了。明白了原理，那么在大汗出、心慌的时候，如果没有山茱萸还可以喝什么呢？喝糖醋水，糖是补充气的，醋是收回来的，一碗喝下去，出汗不多了，心也不慌了。

总结一下，当你开方的时候，用辛味的药来调节肺的宣发，用酸味的药来调节肺的肃降，这样就会非常灵活。

例如，我们经常说的麻黄汤，其中麻黄就是辛温的药，能发汗解表。大家都知道麻黄发汗，那么发汗有什么好处？麻黄这味药非常了不起，它是辛味的，在帮助肺宣发的同时，还能活血。

麻黄能活血，大家可能不信。

例如，你的气很足，用点麻黄，这时候整个人体表的毛细血管就会扩张。西医说麻黄素能让毛细血管扩张。麻黄把毛细血管扩张之后，气向外布散就会加快，心脏的血流自然也加快，心率就加快。一味麻黄就能解决很多问题，如脸上长斑、长痘可以用麻黄，四肢末梢麻木可以用麻黄，体表受寒可以用麻黄，筋骨疼痛也可以用麻黄，头晕还可以用麻黄。

因为麻黄能帮助心脏向上向外输送能量，所以可以治疗很多病。可能有人会想，麻黄不是发汗的吗，治感冒的吗？

错了，麻黄可以解决很多问题。麻黄能让心脏向外辐射的血流加快，还能消包块，治肿瘤。比如治疗阴疽的阳和汤中就有麻黄，因为它能促进阳气布散，阳气布散加强了，就能把阴邪物质消除掉。

麻黄汤中还有一味杏仁，是微酸的，具有敛降的作用。麻黄开，杏仁阖。杏仁可以防止麻黄开得太过。因为气在往上升的时候、冲的时候，有时候会连带阴性物质一起散出去。但其实在将卫气布入体表的时候，还要把阴性物质收住，不要让阴性物质跑了。开其所开，收其所收。

　　肺主气，当一个人气虚的时候，肺部的开阖是没有力量的。心脏跳动需要力量，需要阳气，它的阳气来自小肠。肺的开阖也需要力量，它的力量来自脾，因为土生金。当肺的开阖没有力量的时候，要培脾土。"脾气散精，上归于肺"。如果肺气不足，开阖没有力量，需要补脾，补土生金，然后肺气才足，开阖才有力量。只用麻黄或杏仁是不行的，还要把脾补起来，肺的开阖才有劲儿。

　　肺开到极致，协助心布气到体表。肺主皮毛，司汗孔开阖，因此可以通过调节肺气的宣发来控制汗液的排放。心气开到极致是把动脉血布散到体表，心气收到极致是把静脉血收回心脏。肺气也是一开一收的，那么它会收到什么地方呢？肺主通调水道，因此会收到三焦。肺气收的时候能把体表的阴性物质往回收，收到三焦里面。收到三焦之后，再通过三焦这个通道下输膀胱。肺在上面，膀胱在下面，三焦是连接肺和膀胱的通路。肺为水之上源，如果肺气不向下敛降，下焦的水就没有了来源，小便就不好了。夏季天气炎热，肺气向外开得太过收不回来，小便就少。肺气向下收到膀胱，要通过三焦，所以三焦要通畅。如果三焦不通畅，肺气也收不回去。

　　呼吸的时候如果气沉不到下面，称为肾不纳气。吸一口气，气往下沉，真气下行到肾。三焦不通，肾虚的时候，气下不去，卡在中央，呼吸就变浅。呼吸很浅，与下面的肾虚有关，与三焦不通也有关。弄清楚原理，才知道怎么用药。保护好肾，保证三焦通畅以后，一口气才可以吸到根上去。因为肺为水之上源，当肺很热的时候，流到下焦的水也是热的。肺火亢盛，就容易患泌尿系统疾病，如尿频、尿急、尿痛。

　　为什么会出现肺热？因为肺宣发不够，气闭在里面，就会形成肺热。还有什么情况？肺开窍于鼻，鼻子与外界相通。当鼻子吸入热空气的时候，也会使肺内的温度升高。例如，夏季气温 38 ~ 40℃，我们的鼻子吸入热的空气，肺里就是热的。

　　有些人肺气不足，抵抗力差，稍微吸进去一点儿冷空气就咳嗽。因为凉气进到肺里，肺部受寒，寒性收引，气管就收缩，就会咳嗽。所以很多老年人冬天戴口罩，就是为了避免冷空气的刺激。

　　肺和大气是相通的，外面的温度低，肺里的温度就低；外面的温度高，肺里的温度就高；外面的空气新鲜，肺里的空气就新鲜；外面的雾霾重，肺里的雾霾也重。

假设得了肺癌，要怎么办？首选需要找一个空气清新的地方，负氧离子含量很高，吸到肺里的空气就好。如果天天吸雾霾，吸香烟，肺肯定是虚的。如果天天吸入粉尘，那么就可能得尘肺。肺开阖的力量来自脾脏。肺气开出去是把心的能量布到体表，排汗散热。收回来的时候，一方面把体表的阳气转化为阴性物质收回来，然后下输三焦，再通过膀胱排出去；另一方面又可以协助心把静脉血收回来。心脏布出去动脉血，收回来静脉血。肺是相傅之官，是辅佐心脏的。肺调气，心调血，气血协同，气行则血行，气滞则血瘀。肺主气，司呼吸，所以当我们调整呼吸的时候，也就是在调控肺气，同时也调节心脏。

肺的温度除了与空气的温度有关外，还与心脏有关。

心、肺同属上焦，心脏位于两肺之间，肺把心脏包裹起来。心脏跳动产生大量的热，通过血液，经过肺动脉进入肺中，所以心脏的热可以散肺内的寒。虽然肺与外界环境相通，肺内温度受环境温度的影响，但肺自身也有其调节机制。如太热的时候，可以通过出汗来散热；太冷的时候，就利用心脏跳动产生的热帮助散寒。若稍微吸点儿冷空气就咳嗽，说明你心脏的火力弱。当心脏的火力旺的时候，肺里就不会寒，也不怕冷。明白了这个道理，以后在临床上或者家里的亲戚朋友，稍微遇到冷空气就咳嗽，就知道要从心脏治！

因为肺本身没有阳气，没有火力，它的火力是心脏给的。肺就像大气一样，心脏就像太阳一样，大气的热量来自太阳。

如果患者背心发凉、咳嗽，怎么办？肺凉咳嗽就要想到心脏，因为当心脏火力旺盛的时候，胸腔就有热量，背心就不会寒了。这时候你就可以用桂枝、薤白、石菖蒲，用这些药把心的热量提起来，布散到肺里；还可以用肉桂把下面的小肠火提起来。心脏的火旺起来，整个胸腔的寒就散掉了。老年哮喘患者，尤其要把心气补好。西医有个病名是心源性哮喘，就是说这类哮喘的源头在心脏，是心脏的原因导致的哮喘。把心脏的火力提高了，心脏功能恢复了，肺自然就好了。

一、肺三药

下面讲讲肺三药——麻黄、杏仁、甘草。

麻黄是辛温的、发汗的。麻黄杆的中间是空的，就像我们的毛孔一样。麻

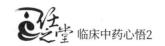

黄吃下去能够使身上微微汗出，让肺气布入体表；吃完之后心跳加快，皮肤潮红，心和肺的功能都加强了。那么麻黄吃多了会有什么表现？首先是心率加快。其次，因为阳气向上发散太过，精神亢奋，晚上睡不着觉。

因为麻黄的这个特性，所以在使用的时候要非常注意用量。一般在东北或西北地区，在气候比较寒冷的地方，人们的皮肤腠理相对比较致密，毛孔是收的，麻黄的剂量可以稍大一些，一般用 10～15 克生麻黄。而在广东、广西等气温比较高的地方，人们经常吸入热空气，肺里有热，而且经常出汗，所以稍微用点麻黄就可以发汗，用量不要过大。很多外地患者来十堰找我看病，我会开 10 克麻黄。他吃完感觉很舒服，因为十堰冬天的气温比较低。但是有些人带药回去之后，一吃药就会感觉心慌，这就是地域的差异。所以医生在处方的时候还要考虑地域的因素，要知道患者从哪里来的，气候情况是怎样的，才能更好地为他解决问题。

麻黄，因为能把阳气布于体表，所以能解决所有表皮的问题。肺主皮毛。皮肤病，如扁平疣、色斑、皮疹等，只要有阳气布散，就能得到缓解。因为麻黄汤宣发、升阳，能发于体表、四肢、头部，而它的副作用就是导致精神亢奋。但这也是一种治病思路，如果你脑部供血不足，清阳不升，记忆力减退，头脑昏沉，或者有中风后遗症，就可以利用麻黄的发散作用治疗。孙思邈《备急千金要方》中记载的小续命汤中就用了麻黄。脑梗死的患者恢复期的时候就可以用麻黄，因为它能宣发，帮助心脏把阳气布入体表，升到上面去，改善脑部供血。麻黄能够升到上面去，使血液循环加快，所以反应迟钝的人可以吃点麻黄。

因为麻黄有宣发作用，能把阳气升发出去，因此还能治疗很多疾病，如小孩尿床。有的小孩尿床是因为他夜晚睡着之后不易叫醒。为什么会叫不醒呢？因为阳气入得太深。用了麻黄之后，他们的阳气被升发出来，就睡得不沉了，夜晚一叫就起来，就不会尿床了。麻黄的功效是能够把阳气向外疏散出去，升发出去。麻黄被称为青龙，能称为龙的药很少。麻黄能开所有的毛孔，开所有的官窍，把阳气布入体表，升到头顶，散到四肢末梢，无处不达。荆芥也可以辛温解表，能发散出去，但比麻黄弱很多。白酒辛温，能行能散，上可入脑，外走皮肤。经常喝白酒的人不容易长扁平疣或脂肪瘤，因为白酒辛散能把阳气布入体表，气化这些阴性物质。

杏仁是种子药，味苦能降。有一方子叫三仁汤，主要由杏仁、白蔻仁、薏苡仁组成。其中白蔻仁化湿行气，如果水气下不去，就重用白蔻仁把三焦的湿气化开。薏苡仁喝下去，三焦通畅，小便就多起来了。杏仁走三焦，又能走肠内，促进肠道通畅，大便通则肺气降。麻黄配杏仁，能通三焦之气，三焦通则肺气降。肺与大肠相表里，肺气往下降的时候，可以促进排便。肺气不降有三个原因：一是三焦不通，降不下去；二是肠道不通，降不下去；三是肺气往下降的力量不足。

长期咳嗽的患者，刚开始的时候咳嗽有力，慢慢地咳嗽就没有力量了，即使想排痰也排不出去，往回收也收不回来了，没有敛的力量，由实变虚。有味药叫罂粟壳，它收敛的力量很强。罂粟壳收敛力量比杏仁强很多。罂粟壳是中空的，像肺一样是空的，它敛阴的力量很强。罂粟成熟后在它的表面轻轻一划就会流出白色的浆汁，所以它有很好的通三焦功效。它往下敛的时候气从三焦往下行。如果肺很虚的时候，它的气是向外散的，可以用山茱萸往回收。当山茱萸的力量不够时就用罂粟壳，而且它在收的同时还能止咳。当气散的时候五脏六腑都很虚，所以很多人吃罂粟壳感觉很好，以为它有滋补作用，其实不是补，而是它把散掉的气收敛回来了，五脏六腑有精气了，就舒服了。一般情况下用不到罂粟壳，平时多吃点山茱萸，或吃点酸的东西，尽量避免发展到严重的程度。当然要救命时可以用一下，但这味药敛的作用太强了，容易闭门留寇，把邪气一起留下来。

甘草补中益气，麻黄、杏仁一开一阖。这三味药放在一起能够帮助调节肺的宣发肃降。

二、鼻三药

苍耳子、辛夷、通草组成鼻三药。

辛夷又叫木笔花，因为长在树尖上的辛夷像毛笔一样。辛夷是先开花再长叶，所以储存了一冬天的能量，等到春天的时候就释放树尖上的一点点，它的能量是很强的。就像春天采的绿茶，只有那一点点尖的嫩芽一样。辛夷的宣发力量很强，是往上冲的。所以你们闻一下辛夷的味道，或者把它敲碎、捣烂，闻一下就会知道它有很强的宣发力量。

辛夷能把阳气直接往上调，升到头目，宣通出去，所以对鼻塞的效果很好。辛夷既然能把阳气往上调，调到头上去，那么用它治疗鼻塞就是水到渠成。它还能治疗很多相关的疾病，比如说治疗脑梗死或者脑梗死恢复期时就要加上辛夷这味药。它能把阳气调到上面，促进脑部损伤的修复。如果平时头部阳气不足，记忆力减退，头脑昏昏沉沉，可以试试做个辛夷枕头，保证阳气宣发得很好。

苍耳子味涩，是种子药，向下走，往肾上走。苍耳子还是辛味药，它能从督脉升上去，把督脉的寒湿散开。苍耳子能发汗解表，使阳气遍布体表，治疗风湿病关节痛、荨麻疹。诸子皆降，诸花皆升。所以辛夷是直接往上升的，苍耳子是先降后升的。此外，苍耳子有小毒，临床使用的时候要注意。

通草，通三焦，调水道，可以治疗妇女产后乳汁不下、乳房瘀滞。民间谚语称："穿山甲、王不留，妇人服了乳长流。"治疗妇女产后乳汁不下，临床常用通草，搭配穿山甲和王不留行。通草这味药很有特点，在熬药的时候，壶里只要有通草，揭开盖子观察，它因为受热膨胀变得很长，但在揭开盖子时有冷空气进去，它又会立刻缩回去，变得很短。揭开盖子的一瞬间，能看到药壶里的通草像蚯蚓一样蠕动，很有意思。所以熬药的时候大家可以注意看，通草的变化非常明显。

这三味药能够疏通三焦，把阳气从下面搬到上面，把肺气往上调，把鼻子打开。

注意，我们用药不要死记功效，要看为什么它有这些功效。例如，辛夷为什么通鼻窍？辛夷能让阳气向头上汇聚，使头部气血充足，进而可以改善记忆力、调节胃肠，所以就能解决很多问题。有一种胃病，一吃东西就会肚子胀。比如你平时能吃三大碗饭，这次只吃一小碗，就胀得难受，是因为胃里有东西吗？不是的，你还饿得很，肚子里空荡荡的。那么这是胃胀还是胃的外面胀？这里不仅有胃，胃的外面还有三焦。如果是三焦堵了，要用通三焦的药，通水道的药。

20年前，我曾经在网上和一位草医聊天。那时我在医院里实习，有个患者就得了这种病。当时医生开的枳实、枳壳用量已经到了80克、120克。这么重的剂量，患者喝下去能受得了吗？都是行气的药，喝30克稍好点，60克也还行，但是开到120克，我担心会出问题。后来与这个草医聊天，他说这个病其实加点槟榔、通草就好了。槟榔下气行水，走三焦；通草通乳汁，通水道，通三焦，这两味都可以行水。当时我没想到走三焦，只记得加通草和槟榔就好了。有的患者感觉胃胀，西医检查是浅表性胃炎，症状不重，但是吃治疗胃痛的药、抗生素还是不行。这其实是因为胃外面的三焦堵住了。如果用手触摸胃外面的皮肤是凉的，就说明三焦堵住了；用手一摸感觉到有硬疙瘩，就是伏梁，要用通草、槟榔，还有碧桃干疏通。碧桃干是在桃子长到一定大小时，把它摘下来，然后晒干。碧桃干煮水越喝胃越空，能把胃清的空空荡荡的，尤其能将胃里黏黏糊糊的东西都清理干净。槟榔、通草下气行水，能疏通胃外面。

下面讲一下鼻炎。肺开窍于鼻，因此很多人认为鼻子出气与肺有关。其实不一定，鼻子只是出气孔，它是否通畅与整个头部的阳气有关。当你头部的阳气不足时，眼、耳、鼻、舌这些孔窍的功能都会减退。所以只要把头部的阳气补足，孔窍的功能就恢复了。很多人治疗鼻的问题，例如治鼻炎时，只关注肺气通于鼻，因此一味地补肺气，这是不行的。如果鼻子不通气，或是稍微吹点冷风就会鼻塞，可以拍一拍督脉，从骶骨沿脊柱向上拍到大椎穴，拍三至五次，鼻子就会通畅了。拍背部的督脉，并不是把肺气拍通了，而是把督脉的阳气升起来，阳气升上去，鼻子自然就通了。

想要过敏性鼻炎好得快，有一个方法——灸督脉。过敏性鼻炎的患者，吸入冷空气或花粉鼻子会不舒服，这时就做督脉灸，在督脉上先铺一层生姜，再铺艾绒，灸 30 分钟，至脊背感觉热乎乎的就可以了。这时整个头部的阳气都恢复了，鼻子一下就通了。如果错以为把肺气补起来就好，天天吃补肺的食物，如猪肺、冬虫夏草，是不行的。问题在督脉，是鼻内的腺体肿大、结构出现了问题。灸督脉能提升阳气把它气化掉。治鼻子要扶正气，正气的根在下焦。

三、咳嗽喑哑二药

凤凰衣、木蝴蝶，这两味药很有用。

凤凰衣是鸡蛋的内膜。小鸡孵出来之后是小凤凰，它的衣服就是胎膜，所以叫凤凰衣。凤凰衣对小凤凰有一定保护作用，所以对黏膜有一定修复作用。咳嗽损伤气管黏膜。凤凰衣可以修复气管的黏膜，让咳嗽好得更快一些。实证也好，虚证也好，寒证也好，热证也好，只要是咳嗽，都可以用凤凰衣。我们治疗咳嗽很少用到川贝这么贵的药材，但是经常用凤凰衣。很多外地患者过来看病，遇到咳嗽的给他弄点凤凰衣就好了。它能修复黏膜，因为它是保护小鸡的胎膜。烫伤之后，比如水火烫伤之后起的小水疱，用鸡蛋的内膜贴在烫伤的地方，可以保护伤口，还能帮助愈合。艾灸时烫伤起水疱，也可以弄一些凤凰衣混合蛋清一起，敷一敷，很快能好。

木蝴蝶主要是疏肝和胃，但很多人把它当成治疗咽炎的药。木蝴蝶的药效相当于小柴胡颗粒，它们都能疏肝和胃。很多小儿疾病都是以小柴胡汤为底方来治疗的。小柴胡汤中黄芩是苦的，柴胡也是苦的，不容易被小孩接受。所以就用木蝴蝶代替小柴胡汤，再加上凤凰衣，就可以治疗咳嗽。

我在谈中药的时候，更多的是要大家明白它的作用原理。前面讲过，肺开窍于鼻，肺气同大气相通，当外面温度高的时候，吸入热空气，肺就热；当外面温度低的时候，吸入冷空气，肺就寒。当肺热的时候，可以通过出汗散热；当肺寒的时候，心脏跳动产生的热能够帮助散寒。如果天气很热，吸入大量热空气，肺部很热，心胸躁热，不思饮食，心慌，这时就需要大量出汗来散热。而汗出过多会耗伤阴液，所以要喝生脉饮、酸梅汤来养阴。

"肺为娇脏"。肺很娇气，受不了热，也受不了寒，太热、太寒都受不了。当天气太热的时候，我们的气是向外散的，要收的时候，不一定能收的回来，就会感到乏力，浑身没劲。夏天的时候，大家经常有这种感觉，在外面很热，突然进到空调房里，吸入凉的空气，就感到很舒服，是不是？因为外面很热，肺也很热，吸入凉空气之后，肺阖的力量加强了，立刻感觉全身就有力气了，很舒服。天气热的时候，动物们也要避暑，躲在阴凉的地方，因为那样它的肺才能阖回去。如果开得太过，阖不回去，气收不回来，五脏六腑就缺乏阴液的滋养。

气开出去对皮肤好，所以大家夏天的时候皮肤都很好，不容易长疙瘩。气开出去养皮肤，养体表；阖回来才养五脏六腑。但开过之后，若气收不回来，那么人体是虚的。阖不回来时，气在体表，还容易形成湿疹。开和阖与温度有关，温度越高，开的力量越大；温度越低，阖的力量越大。

夏天天气炎热，气向外开的力量加强。秋冬的时候，气温降低，气往回收的力量加强。如果你的皮肤很干燥，或者得了牛皮癣、白癜风，皮肤得不到滋养，很粗糙，到了夏天阳气外散加强，可能就好一些。有些皮肤病，比如顽固性湿疹，立秋之后就好得快，因为气温降低，往回收的力量加强了，阖的力量加强了，所以皮肤上的湿疹就往回收了。知道节气变化对身体的影响之后，再用药的时候，就可以借助药力来调节气机的开阖了。

四、四气五味对肺的影响

前面讲过辛味的药可以帮助肺开，酸味的药可以促进肺阖。下面讲四气——寒、热、温、凉。温性的药物、热性的药物可以促进肺开。如果感觉浑身发冷，皮肤凉沁沁的，就喝一杯热茶，喝下去就暖和了，开加强了。喝热的、吃火锅都能促进开，出汗也能促进开。吃热的东西，能帮助你开出去。感觉心慌气短，是因为收不回来，稍微吃点凉的就舒服了。夏天的时候感到乏力，浑身没劲，稍微喝点凉的、吃点冷饮就很舒服。

有人说不能吃凉的，对身体不好。但事实上吃下去后感觉很舒服，身体告诉我们吃凉的很舒服。夏季天气很热的时候，喝上一杯冰啤酒，确实很舒服，身体的感受是真实的。因为肺气向外开，太热的时候它处于虚的状态，阖不回去，浑身没劲，所以喝点凉的，帮助肺气阖，就会很舒服。但凉的喝多了之后，又伤了身体的阳气。这就是温病学派的思路，他们用凉药的时候，剂量都用得很小，认为轻的药可以走上焦。比如，桑菊饮中桑叶、菊花都用得很少，5克、8克，不超过10克，金银花也就用几克。肺处于上焦，当肺热的时候就要用很轻的药材、小剂量的药材、凉性的药材来增加肺阖的力量，把它透发出去的都阖回来。

如果夏天的时候，肺很热，想喝点凉的，但又怕伤阳气，怎么办？要小口小口地喝，不要大口大口地喝。如果你像牛喝水一样咕咚咕咚把一瓶啤酒喝下去了，那么当下肺很舒服，但是大量的寒性物质往下走，会伤了肠胃。喝啤酒的最高境界是喝到脚发热、出汗。你说喝冰啤酒还能喝得脚发热？可以，因为当你小口小口地喝，把那上面的气往下阖、降下去的时候，同时也把热收下去了，脚就会热乎乎的了。这样不仅不伤下面的阳气，还能促进上面的阳气往下收。这是凉药和温药的讲究。用热的药会促进气开出去，用凉的药可以促进气阖回来。

五味是指酸、苦、甘、辛、咸。酸的、苦的、咸的药，都可促进气往下收，可以促进肺阖。辛味药可以促进肺开。甘味药，可以补脾，帮助补气。肺主气，所以甘味药能让肺气足一些。

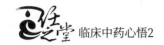

把药物的四气五味弄明白之后，升降开阖就好掌握了。天热的时候，少量喝凉水有好处，适当吹空调也有好处。空调只要不对着后背直吹，让鼻子稍微吸点凉气就好了。

有一年夏天，我家小孩的身上长了很多湿疹，红红的疙瘩，很痒。给她用中药洗澡不行，喝汤药也不行。小孩本身火力就旺盛，她的鼻子吸入的空气是热的，热气导致肺向外开得很旺盛，所以皮肤就长很多红疙瘩。给她吃药，吃下去当时会好一点，然后又不行了。最后我把房间的空调打开，调到28℃，吹了一个晚上，第二天就好了。因为凉气进到肺里之后，直接促进肺往里收，肺阖的力量加强了，疹子就消了。肺的开阖同温度有很大关系，不是一定要吃药。如果你学会了用温度调节身体，会发现治病很有意思。

我曾经治过一位哮喘的患者，他的肺里有陈寒，散不出去，其实只要吸点热空气就好了。为什么哮喘要冬病夏治？因为夏季天气热，热的空气吸到肺里，能把肺里的寒散开。哮喘通常不在夏季发病，而是冬季发病。治疗这位患者我就用点燃的艾条产生的热气，让患者吸，吸到肺里，把肺里的寒给散掉，肺的开阖就恢复了。很多哮喘患者都是肺里有陈寒。所以温度可以调节肺的开阖，一定要记住，不只是用药的问题。把这些方法弄明白了，今后在使用药的时候就有很多思路了，更加灵活了，不再局限于肺三药、咽二药，可以变换出更多组合了！

例如，治疗湿疹的时候，我们习惯用凉性的药物，如黄柏、苦参、黄连、黄芩，将这些药煎水洗一洗。利用这些药物的收敛作用，一收湿疹就下去了。很多患者都知道，治疗湿疹有个偏方，就是用艾叶来洗。艾叶是辛味的，发散的，会促进肺向外发散。所以用艾叶煎水喝或者外洗的时候，因为它的宣发作用，会使湿疹加重。有人觉得是艾叶过敏，其实不是过敏，是药性搞反了、用反了。治疗湿疹本该用酸味的、苦味的药，却用了辛味的药，所以方向搞反了，症状就加重了。

艾叶发散的功效，可以治疗什么病？有陈寒的、发散不出去的、关节凉的、僵硬的，都可以用艾叶。关节肿的、手摸上去是凉的，用黄柏煮水洗一洗，结果关节变得硬邦邦的。这时候要用温性的药，把它宣通出来。

大家看农村的鸡，如果在端午节前后待在阴冷潮湿的地方久了，就会有风湿性关节炎。鸡患关节炎有什么表现？它的腿是僵硬的，站不稳或者站不起来。

你赶它，它走两步就歪倒了，因为关节是僵硬的，不能活动。要怎么治呢？其实很好治，就割一些艾叶回来，垫在鸡笼里，让它趴在艾叶上。借助艾叶辛温宣发的作用，很快就能把鸡的风湿给治好了。你看它蹲在艾叶上一晚，第二天早上就会跑了。关节僵硬的、摸着冰凉的，可以试试用艾叶做被子盖。中医村种了很多艾叶，大家可以割下来熬点水，敷一敷，洗一洗，可以促进发散，把里面的寒散出去。

肺主治节，关节与肺相通，辛味药喝下去能帮助肺把关节的寒散出去。关节不好的、关节有寒的都试试，即使只是闻闻艾叶的气味都有好处。但如果关节红肿、里面有积水，摸起来发热，还能用艾叶吗？不能用了，会出问题。任何事物都要辨别阴阳，一阴一阳为之道。如果是关节摸起来冰凉的、僵硬的，用艾叶煮水来洗，借其辛温来发散。如果关节红肿，摸起来是热的，就要用忍冬藤这些凉性的、通经络的药。

五、扁桃体三药

咽喉是总的门户。我们吃的食物，要经过咽喉到胃里。肺开窍于鼻，呼吸之气经过咽喉。扁桃体肿大、咽喉不舒服与肺热有关，与胃热也有关。当胃热往上升的时候，咽喉不舒服；当肺有热的时候，咽喉也会不舒服。很多小孩扁桃体长期肿大，摸脉发现右手关脉很大。询问孩子吃饭怎么样。说晚饭吃得很好，一顿能吃两碗饭。夜晚吃完饭后孩子很少运动，胃消化食物产生很多能量，热量往上熏，就会导致扁桃体肿大。

有一点要明白，就是阳气白天是从内向外、从下向上的过程；夜晚是从上向下、从外向内的过程。所以说阳气在白天的运行模式和夜晚的运行模式刚好相反。只要眼睛一闭，阳气的运行模式就反过来了。白天太阳升起来，月亮落下去，阳气由内向外、从下向上走；夜晚月亮升起来，太阳落下去，阳气从上向下、从外向内走。阳气往回收时，阴气往上走。

有些患者有这种感觉，早上天要亮的时候，觉得嗓子非常疼，甚至咽口水都疼，当起床之后，活动一会儿之后，就发觉嗓子不疼了。这种情况很多人应该都经历过，我也亲身经历过好几次，就是在天亮之前、起床之前嗓子非常疼，疼得很厉害，但一起来之后就不疼了。因为在你睡觉的时候，胃里的热是

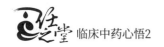

往上熏的。很多人早上起来刷牙感觉恶心，或有牙龈出血，都是因为胃气往上熏导致的。阳气是从两边收下去，然后从中间升上来的。起床之后，阳气布入体表，体内郁热就轻了。

下面讲个小功法，能够助眠。比如夜晚睡觉之前就做"月亮升起来，太阳落下去"（双手交叠，掌心向上，从中间往上抬，举过头顶后，再从两侧落下去）。通过动作导引身体，帮助阴气往上升，阳气往下降。多做几遍，夜晚睡觉就很好了。早上起来同夜晚做的动作刚好相反，做几遍"太阳升起来，月亮落下去"，精气神就很好了。大家可以试一试，我经常这么做。

扁桃体肿大的患者，通常是因为晚餐吃了很多，食物在胃里产生热气，向上熏蒸导致的，所以晚餐只要吃六成饱就可以了。我曾经治过一家三个小孩，他们的父母不在身边，由爷爷奶奶带。爷爷奶奶对孙子很溺爱，总买烤鸭给他们吃。三个孙子每次吃两只烤鸭，一周吃两次。最后三个小孩扁桃体都肿得很大，都已经到Ⅲ度了。想把肿大的扁桃体消下去，要怎么办？首先晚上要少吃！凡是咽喉不好的，晚上都要少吃。

如果平时扁桃体肿大，要怎么用药呢？有三味药，分别是威灵仙、白英、青皮。这三味药治疗急性扁桃体炎的效果非常好。这是我在海南开会的时候，一个同行分享的方子：威灵仙30克，白英30克，青皮30克。三味药煎煮成一杯水，你会发现喝第二口嗓子就通了。一剂药喝完之后嗓子疼就好了一半了，就是这么快。

用阴阳九针治疗扁桃体炎，怎么治？两手虎口处相当于扁桃体，在这里扎针，进针一寸或半寸针都可以。哪边肿扎哪边，扎完之后嗓子就会舒服些了。

为什么用威灵仙？威灵仙这味药走而不守，它的气窜得很厉害，能窜就能散。扁桃体肿大，既然是肿，就有郁结，所以把它散开就好了。大家往往会有一个错误的观点，就是一遇到包块，就想要清掉。其实错了，包块要散掉。西医看病的时候，遇到一个肿块，就把它割掉；中医看病，遇到肿块，就要散掉。中医说肿块是因为无形的气郁、气滞，看似是有形的肿块，其实是无形的气聚集而成的。就像气球一样，鼓起来很大，但里面都是气体。当看到肿块时，就要想到是气郁在那里，要散掉，气一散，肿块才能消掉。西医治疗肿瘤的思路是用堵的方法，不让它扩散。而中医是用活血化瘀、消肿散结的方法，比如血府逐瘀汤，或乳香、没药、桃仁、红花等活血化瘀、消肿散结的药，使肿瘤消散。它的作用点不是肿瘤，而是它背后的气血。因为肿块是象，把气一散开肿块自然消了。扁桃体不舒服的时候，如果用一些清热解毒的药、凉性的药，就会越来越硬。如果用散的药，例如威灵仙，走而不守，很快把气给散掉，肿块没有了气的支持，自然就萎缩了。

还有味药青皮，是破气的，能把气散开。青皮和威灵仙，一个破气，一个散气。还有个白英，是清热解毒的。气有余便是火，气聚会化火，化火则产生热毒。把它的气散开，热毒一清，扁桃体炎就好得很快了。

扎阴阳九针对急性扁桃体炎的患者效果更好，可以在一分钟之内止痛。如果喝中药，开方抓药，还要煎煮，可能要十五六分钟。如果直接扎阴阳九针，就能立刻见效。前面不舒服，就从背后入手，扎飞龙在天，脖子一放松，然后在前面扎大叉穴，前后相随，很快就不疼了。如果你不会扎针，就在脖子那里捏一捏、搓一搓，或者刮痧。因为前面堵住了，一定是后面受了寒。然后在前面再揪一揪痧，把前面的气一散开、热一散开，就好了。如果是长期的慢性的扁桃体肿，一般与肺、胃有关。

讲到白英，要特别说一下。这味药治疗肺癌的效果很好，能清肺热。中医村的山上有很多野生白英，它的身上有很多毛，像绒毛一样。白英直接走肺里面。取白英多毛的象，可以把肺热、热毒清得很干净。肺癌的时候，如果咳血，肺里面有热毒，可以用白英代茶饮。

有一位患者家里比较穷，得了肺癌，问我怎么治。我说你喝点白英吧。患者就用白英搭配大枣一起喝。大枣补脾胃生津，白英清肺。这位患者喝了半年，病情也没有加重，后来复查发现肿瘤还缩小了一些。由此我知道白英这味药治疗肺癌有效。

平时咽喉肿痛、爱喝酒，晚上喝完酒，早上起来嗓子不舒服的，可以试试用3～5克金银花代茶饮，就可以解决问题，不需要扎针。如果肿得很厉害，就用威灵仙、青皮、白英。如果嗓子疼得不是很厉害，用金银花泡茶喝就可以；或者在脖子后面刮刮痧，前面揪揪痧都可以。

六、痔疮三组药

肺与大肠相表里，当肺有热的时候，会下移大肠，因为手太阴肺经下络大肠。我们摸脉的时候，右寸浮取对应大肠，沉取对应肺。摸脉的时候发现右手

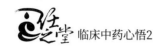

脉偏浮，轻轻一放手指就能摸到脉，然后向手腕方向循按发现脉往上走，已经超过腕横纹走到大鱼际了。如果在大鱼际处摸到脉，说明肺脉很亢，患者的热很重，会下移大肠，容易得痔疮。所以如果你们摸脉，摸到腕横纹上大鱼际的地方有脉，就是痔疮脉，他一定有痔疮。

1. 大黄、升麻、柴胡

痔疮怎么治？痔疮要从肺治，把肺热清下来。如果不清肺热，痔疮是治不好的。有个方子叫乙字汤，主要由大黄、升麻、柴胡三味药组成。其中升麻、柴胡两味药是升的。你可能疑惑，已经患痔疮了，肺热很盛，再升会出问题吧？其实当肺热下移大肠的时候，下焦就有热，而腹部肠道的热正常情况是怎么排的呢？下面的热会随着督脉往上升。说到治疗，只要下焦热，无论是心热下移小肠，还是肺热下移大肠，或是下焦湿热、子宫有热，热都往上走。正常热往上走，会通过督脉往上升。因为阳往上走，阴往下走，这是正常规律。就像下雨时雨往下降，水气往上升一样，都是自然规律。如果下焦有热，升不上去，就会憋一个包出来，也就是痔疮。因此，有痔疮就说明阳气向上升的通道堵住了，所以要帮助阳气往上升。所以用升麻向上升提的时候，能把郁滞在下面的阳气往上提，促进督脉往上升。

有痔疮的患者，当肛门肿痛的时候，要做的第一件事情就是拍八髎穴、搓督脉。把八髎穴拍一拍，督脉搓一搓，阳气顺着督脉升上去了，大的通道打开了，下面的压力自然就减轻了。我有个朋友，肛门肿得很厉害了，来找我看。我直接给他扎百会穴。百会是"诸阳之会"，百脉交会，阳气最盛之处。百会穴一扎，所有阳气都往上提，下面压力就小了。然后再扎一个飞龙在天通督脉，扎完他下面立刻松了。最后再扎一个手三里，它是手阳明大肠经的穴。大肠经通畅之后，痔疮就消得很快了。所以扎针的时候，思路必须明确，要让阳气往上提。

升麻、柴胡是升阳的药；大黄清肺热，清大肠热。肺热下移大肠，黄芩可以清肺热，也可以清大肠热。这些药的剂量要轻，一般都用几克，不会超过10克。大黄8克左右，黄芩6克左右，升麻5克左右，柴胡5克左右，都是很轻的剂量。如果柴胡用到20克，升麻用到15克，剂量太大了，效果反而差。药物剂量要轻，因为热浮在上面。当肺很热的时候，用大剂量的药物，清不到下面的热。所以大黄用小剂量，轻一点能把肺热清了，肺热清之后，就不能传到下面了。

2. 当归、猪蹄甲、薏苡仁

当归有什么用？当归能引血归经，还能补血，对失血的患者很好。

猪蹄甲，它的功效很妙。猪用脚刨地，所以猪蹄甲能攻下，把肠道的瘀滞散开。如果肠道有包块，或有痔疮，就是有瘀滞。如果肠道很顺畅，即使大便干一些，或者小便黄点，热都可以排出去。如果肠道不通畅，热郁在里面，周围经络不通，就要用上猪蹄甲。

薏苡仁是消肿的药。如果下焦湿热郁滞，可以用薏苡仁。薏苡仁很好用，它能消除肿块，治疗消化道肿瘤。有形的肿块，无论是气郁的、痰郁的，或是湿郁的，都可以用薏苡仁。薏苡仁消肿、健脾、除湿，所以有些偏湿的或偏痰的肿瘤，用它都很好。

3. 黄芪、地龙

黄芪地龙汤。很多人说黄芪是补气的，补肺气的。其实黄芪补肺气、补脾气，是基于我们的想象。黄芪的根扎得很深，像葛根一样，能把地下的水抽上来，所以它能够把下焦的气抽上去。黄芪这味药的作用点在八髎穴这里，它能把下焦的气往上提，经过脾、肝，最后到肺。所以黄芪能补脾、补肝、补肺，一路补上去。黄芪首先作用在肾，所以大剂量用可以补肾，治肾病。如肾病有水肿、蛋白尿，就可以用黄芪补肾阴，然后再用益母草、川芎活血消肿。黄芪作用在下焦，能把气升上去。

地龙就是蚯蚓，它生活在泥土里，能疏通下面的物质，把下面的郁滞、瘀血化开、疏通开。凡是不通的、瘀滞的都可以用地龙疏通。脑出血、脑梗死等脑血管疾病及其后遗症都要用地龙。咳嗽、哮喘，属于肺气不通，肺内气道不畅，用地龙也能疏通。此外，还有很多疾病也可以用地龙。例如，阳痿可以配上地龙促进血液循环，痔疮也可以用地龙，带状疱疹也可以用地龙。地龙能疏通经络，只要不通的都可以用地龙。地龙的再生修复能力很强，在挖地时，如果不小心把地龙铲成两截，它截断的两部分还能再生成两条地龙。由此可知，如果我们体内的血管受伤之后，可以用地龙促进受损的血管修复。

我创制过一个方子叫接经散，主要用于手术或外伤之后，筋膜损伤的疾病。我们的皮肤下面是脂肪，脂肪下是筋膜，筋膜包裹着肌肉。手术后或外伤后筋膜很难接起来，因为它很薄，像纸一样，所以很难修复。如果筋膜损伤了，我们的经络之气很容易外泄。为什么会说手术后元气大伤？因为把筋膜伤了，元气的通道受损了，就会漏气了。筋膜是传导元气的通路，元气是温分肉的。当筋膜受伤的时候，气就不能正常输送了，这时可以用接经散治疗。接经散就是用地龙来修复受伤的筋膜的。

家里条件不太好的，得了脑梗死之后，如果恢复得比较慢，就用锄头去地里挖点蚯蚓回来，然后去掉泥土和内脏，晒干，油炸，熬汤，或者磨成粉吃都可以；或者去医院买成品也可以，可能要几百块钱一公斤，但是效果挺好的。条件好的人可以吃三七，但地龙比三七的效果也不差。如果是住在偏远的山村，交通不方便，医疗条件有限，一定要记住地龙这味药，它能活血化瘀，可以解决很多问题。地龙药性偏凉，可以把它切成小片，放在锅里用小火稍微焙烧一下，焙成焦黄色的就不凉了，药性还在，还很好。地龙不容易磨成粉，所以要晒干之后把它剪成小碎片，再用小火焙至焦黄色后再磨粉，可以用石磨或打粉机，磨得很细，然后灌进胶囊里服用，能改善脑卒中后遗症。地龙治疗哮喘的效果非常好。此外，阳痿患者、痔疮患者、肝硬化患者，凡是属于血脉瘀滞不通的都可以吃。

七、中空三药

前面我们讲过"太阳升起来，月亮落下去"。月亮落下去是走中间，从头到胃，再到下面胞宫的位置。它是走中间的通道，这条通道非常重要，称为中脉，又称冲脉。正中间的通道非常重要，因为冲为血海，冲脉为十二经脉之海。阳气从这里往上走，阴气也从这里走。所以当正中通道不通的时候，阳气就浮在上面。阳气浮在上面会出现什么？睡眠不好，或者牙龈出血，或者胃胀，很多问题都可能出现。中脉非常非常重要，无论是佛家，抑或道家，都非常重视中脉。我们要站直，站直中脉才能通。如果长期弓着背，就会中脉不通。

要想疏通中脉，需要特殊药材。冲为血海，任主胞胎。如果冲脉之气降不下去，血海就不通畅，热浮在上面，就会牙龈出血。我一直在琢磨怎么治，很简单的流鼻血、牙龈出血，热浮在上面，有没有大道至简的方法？我用了十年的时间来悟，怎么治疗这类疾病。最后发现中空的植物，就能疏通中脉。

当时为了寻找中空的药材，我花费了很长时间。后来我想到了一味药——虎杖，它的茎是中空的。所以我到大山里弄了一车虎杖回来，自己喝，也让学生喝，患者喝，发现效果不错！它的味道酸酸的。后来我就近找，找酸的、中空的药材，发现金荞麦也是酸的，而且杆也是中空的，还发现酸模杆也是中空的。然后慢慢地发现了很多药材。我第一个找到的是虎杖，第二个是金荞麦，第三个就找到了竹茹。竹茹能疏通中脉，应该把竹茹作为天下第一保健养生品。可能很多人不理解，但真的是这样。因为把竹子的青皮一剥，里面白色的部分一剥，中间是黄色的，切成薄片煮水喝有淡淡的清香，还有点甜味。用竹子泡酒，酒也非常清香。在竹子的生长期，用注射器把酒打到竹筒里，等到竹子分泌的竹沥渗透到酒中，再把酒倒出来。这时的酒是青色的，带点黄色，非常香，喝下去之后能够清热化痰。因为酒里面溶入了竹的药性，能疏通中脉，所以喝完很舒服，六脉平和。如果早晨起来刷牙感觉恶心，或是牙龈出血，肺气降不下去，胃不舒服，弄些竹子回去，煮水喝就好了。

很多小孩子鼻子一碰就出血，怎么办？用竹茹就可以解决，很简单。冲为血海，血海不通，热降不下来，鼻子就会出血。太阳升起来，月亮落下去。若月亮落不下去，热就在上面浮着。竹茹就能帮助热降下去。经常喝竹茹还能预防食管癌。为什么得食管癌？因为生气之后，气机郁滞，上面的中脉堵着，气降不下去。刚开始是气，后来就成了有形实邪。食管癌最初通常不是食管的问题，而是食管周围这团气的问题。食管周围这团气堵住了，慢慢就会化热，然后就炼液成痰，产生很多黏痰，黏痰慢慢地向食管蔓延，吃东西就哽噎，就开始压迫食管，导致食物通过不畅。这时去医院做胃镜可能发现不了什么问题，但其实食管周围潜藏了很多问题，只是中间还没有出问题。所以不要等中间都堵住了才意识到问题，而是要提早把周围全部疏通好。

苏梗能行气宽胸，把心胸打开。前面讲竹茹是清热化痰的，而苏梗是行气的药，能把中间的气散开。有些女生吵完架会生闷气，一边生气一边吃饭，吃压气饭，最后堵住了，憋得很。这时就用苏梗，把气顺开，行气宽胸。如果气郁的时间较长，感觉胸闷，可以试试一个中成药开胸顺气丸。这个药里面的皂角，祛痰的作用很厉害。所以说如果你生气了，胸闷，感觉憋闷，就可以吃开胸顺气丸。刚开始可能就是闷，时间长了心脏就会不舒服，到医院查也查不出问题。开始只是感觉有气堵着，慢慢地气就化火，化火之后炼液成痰。痰堵着气就闷得很，这时候就要吃开胸顺气丸。

芦根这味药也是中空的。芦根是长在水里的药，不是茎，是根，能疏通水道。很多人怀孕之后会出现恶心呕吐，不想吃饭。这时候就要把三焦疏通，用芦根搭配生姜煮水就可以解决问题。

如果是肺气不降导致流鼻血、牙龈出血，用竹茹；如果是生气导致的胸闷，用苏梗来行气宽胸；若在气郁之后，感受寒邪，憋闷加重，就用苏梗；如果是怀孕之后出现恶心呕吐，就用芦根。

这三味药怎么理解，它们都是中空的，想把这三味药的精髓理解透彻，那么在吃食物的时候就要想一想。很多食物可以预防疾病，如空心菜的杆是中空的，大葱也是中空的。如果你经常吃大葱，就不容易患食管癌，因为它能散，还能行气。生气了，感觉有地方堵住了，就吃大葱，然后排气就没事了。我们可以做一项调查：经常吃大葱的人食管癌的发病率是不是比较低。

除了葱，还有很多食物，大家可以观察一下，只要中间是空的，都可以帮助疏通，这是象思维。我曾经考验一个学生的悟性，给他一节竹子还有两片橘叶，问他这两味药搭配可以治什么病？因为橘叶是行气的，能疏肝理气，治疗很多乳腺的疾病。乳房与肝、胃、肾有关。肝经、胃经、肾经都经过乳房。乳房有肿块、结节都与肝郁有关。乳腺增生的患者，如果摸脉会发现她的左手关脉瘀滞，左手是申字脉，右手是甲字脉。患乳腺增生的人，她的气降不下来，浮在上面，所以很烦躁。右手甲字脉，因为右寸属金，金很亢的时候就会导致金克木，肝气升不上去。督脉的升与肝有关，所以前面降不下去，后面升不上来。用竹茹把中脉一打通，中脉往下降了，再用橘叶疏肝升上去，完成一个升降转换，金木交换，让金的能量往肾上走，往肝上走。

如果平时爱喝茶，就弄点竹子加橘叶泡水喝；或者更简单，在竹筒中放点橘叶，再倒入开水一泡，就能喝了。经常喝竹子橘叶茶，可以预防乳腺疾病，但这是它能治疗的一个小的方面。更多的是它能够疏肝和胃，把肝气升上去、胃气降下去。疏肝和胃是一个大的法则，可以说升督降任，也可以说升督降冲。

所以这两味药疏肝和胃、升督降任，能解决任督循环的问题，还可以改善金木交换的问题。把左寸升上去，把右寸降下来，还有个说法是"宁可青龙高万丈，不可白虎强出头"。就是说把青龙升上去，把白虎往下收，无论从哪个角度都很有意义。一节竹子加一片橘叶，这里面有大道理。

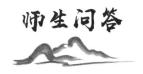

? 学生问：竹子外面的青皮不刮掉可不可以泡酒？

老师答：刮掉青皮是有道理的。因为竹子本身就有升有降，用竹茹就是取它降的药性。如果直接用整根竹子泡酒，是不行的，必须刮掉青皮，用中间那一块。

? 学生问：胃胀和腹胀怎样区分？

老师答：胃在上面，腹在下面。胃胀在胃这里，腹胀在肚子这里，不一样的。胃胀的时候一般排气就能解决问题。

? 学生问：我们吃的鸡蛋内膜就可以止咳吗？

老师答：凤凰衣就是鸡蛋的内膜。平时家里鸡蛋里的内膜就可以用，比外面孵小鸡产生的凤凰衣还干净卫生一些。凤凰衣煮水喝可以治疗咳嗽。但是一个鸡蛋的膜很少，如果你要用 20 克凤凰衣，需要好几个鸡蛋，很不划算，所以还是建议大家直接买凤凰衣食用。

? 学生问：竹子长得很快，是不是升得越快，降得就越快？

老师答：竹子的能量积攒在地下土里，它往上冲的时候依靠的是它储藏了一冬天的能量。竹子的升发之力很强，所以有个词叫雨后春笋。隐竹斋门口有一些竹笋，我怕被别人偷了，就用个黑布把它蒙起来，结果三天之后就长到一

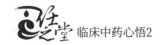

人高了。所以说它往上冲的力量非常大。这是春笋，不是取竹茹的竹子。竹笋一个月就长几米高，但之后数年长高的速度就非常慢了。在冬天的时候把竹子的根刨出来，用它可以治疗癌症。因为竹子的能量在冬天全部收到竹根里了，所以用竹根煮水喝，它在体内窜的力量很大，像威灵仙一样，能帮你把各处疏散开。有一点要注意，就是挖竹根要早点挖，赶在立冬之前；如果到了冬至以后，那么挖到的竹根可能已经生芽了。

？ 学生问：竹笋有没有通的作用？

老师答：竹笋可以促进宣发。很多人吃了竹笋之后不舒服，有的人感觉头晕，有的人牙龈出血，还有的人手指胀、关节不舒服。因为竹笋是宣发的，所以要配酸味的药来制约。因此把竹笋做成酸笋，或者在做竹笋时放点酸菜进去，就没事了。如果用竹笋炒鸡蛋，或炒韭菜、炒洋葱，都不行，因为它们都是向上宣发的。所以要配点酸的东西，把竹笋宣发的收回去，形成一个循环，像打太极一样。

？ 学生问：我一直认为竹笋是往下降的？

老师答：竹笋是往上冲的。十堰这里，每年五一之后会长出大量的野竹笋，非常好吃。把竹子皮一剥，用开水一烫，晒一晒，放点盐一腌，放一年都不会坏，想吃的时候用开水一泡就可以了，好吃得很。但一定要放酸菜，或者放点酸味的东西收回去，或者把竹笋做成泡菜。超市里卖的一袋袋的嫩竹子，价格还挺贵的，三五十块钱一斤，一撕开，里面都是泡椒和竹笋。所以竹笋只要和带酸味的东西一起吃下去，就没有副作用。很多人吃了洋姜后头晕、不舒服，也是同样的原因。所以在吃洋姜的时候要放点酸的进去，或者将洋姜做成泡菜吃，降低它宣发的力量。我们说洋姜是发物、竹笋是发物、香菜也是发物，吃这类食物的时候只要放点酸的进去，就发不起来了。就像打太极一样，把它转个圈，循环起来就好了。

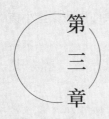

第三章

脾与胃用药

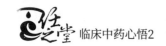

　　脾胃为后天之本，为什么是后天之本呢？我们出生以前是先天，出生以后是后天。出生以后依赖水谷精微，身体才能强壮。如果你说我家里小孩啥都不吃，能长胖吗？肯定长不胖，因为吃好之后身体才壮实。天食人以五气，地食人以五味。大自然通过五味来养育我们，所以我们必须要吃。吃饱喝足，能消化，身体才壮实。

　　心是君主之官，是皇帝。肺是相傅之官，是丞相。脾胃是仓廪之官，管粮仓。如果仓廪之官不能把粮食管好，不能让人民吃饱，就会出现灾荒。脾胃是非常重要的脏器。当然每个脏腑各有其特点，所以只要把脾胃定位好之后，明确它的工作职责就好了。

　　胃和脾是什么关系呢？足阳明胃经，足太阴脾经。脾是太阴，属阴；胃是阳明，属阳。脾胃一阴一阳，是一对脏腑。心与小肠，手少阴心经与手太阳小肠经是一对。肺与大肠，手太阴肺经与手阳明大肠经也是一对。脾胃同属于土，胃属阳土，脾属阴土，阳明胃属阳土，太阴脾属阴土，一个阳土一个阴土。根据五行的相生相克可知火生土。胃属阳土，它靠什么火来生呢？靠心火来生胃土。心在上，属离火，胃在下，心火往下辐射的时候，能把胃暖起来。如果胃没有火力，稍微吃点凉的就不舒服、泛清水、消化不良。胃的火力靠心脏提供，凡是心气虚寒的，心没有火力的人胃一定不好。很多人平时感觉没什么，突然遭受打击，心里比较悲伤，心脏跳动没有力量，第二天就吃不下饭了，因为火不生土了。所以通过胃就可以判断出心火足不足。

　　肺气靠什么提供？靠脾，因为土生金。胃火是心提供的，一定要知道这个因果关系。有些胃病怎么治也治不好，为什么？因为没有想到是心的问题。很多心力衰竭的患者，背心发凉，嘴唇紫暗，一般胃就不好。所以心脏好胃才会好。临床上遇到一些患者说自己胃不舒服，以为得了胃病，但事实上是因为心脏不好导致的胃不舒服。这时容易误诊，按照胃痛治，结果患者是心肌梗死，最终贻误病情导致死亡了。心、胃的关系非常密切，要用心火来生胃土。

　　心包和胃相别通。心属火，胃属土，火能生土。心脏外面的心包和胃别通，所以心不好，心包不好，都和胃有非常密切的关系。

　　我印象最深刻的是在云梦见习的时候，有一年端午节，一个老太太来急诊。她吃了两个粽子，不是很热，温温的吃下去之后消化不良。第二天感觉难受，急性心肌梗死，没有抢救过来。实习医院的医生说，每年端午节都会遇到老人因为吃粽子消化不良，最后死掉的。胃不好，心脏受累。胃属子脏，心属母脏，子病犯母。所以胃不好了，心脏就容易出问题。

脾属阴土，脾脏的热量来自哪里呢？来自命门之火——肾火。命门火往上走，心火往下辐射，两个火交叉对流，中间是脾胃，一个阳土，一个阴土。在两个火的加持下，脾胃才能健康起来。如果命门火衰，脾寒，中医称为脾肾阳虚。为什么说脾肾阳虚呢？因为脾脏和肾脏共用命门火，当命门火衰时自然脾虚。脾虚有什么表现呢？如果胃阳不足，就会吃东西不消化，朝食暮吐。如果脾阳虚就会拉肚子。因为脾脏的功能是运化和吸收，脾虚的时候运化吸收不了，就会腹泻。很多人稍微吃点凉的就拉肚子，但是又想吃凉的，为什么？想吃凉的说明胃火重，胃可以接受凉的食物，但到脾管辖的肠道就受不了了，脾寒了，就腹泻了。这种胃热脾寒的情况临床上很常见。心火浮于上，肾阳亏于下，上面有火，下面有寒，叫上热下寒。脾胃在中焦，额头热的时候胃就热，下颌寒的时候脾就寒。我们面部，上嘴唇属胃，下嘴唇属脾；上眼皮属胃，下眼皮属脾。胃属阳，脾属阴。胃阳是阳土，火力来源于心；脾阴是阴土，火力来源于肾。

如果小儿脾虚腹泻，腹痛隐隐，西医检查可能是肠系膜淋巴结肿大。阳化气，阴成形。淋巴结属于阴性物质。阴性物质形成的时候，要用温性药把它化开。用附子将火补起来以后，淋巴结才能散开。有的说，淋巴结肿大是有炎症，要输液，要吃抗生素，可能输液10次、20次还是疼，结果孩子越输液腹越寒。其实它的病机是肾阳不足，脾阳不足，肠道运化失司，肠外阴性物质凝结，导致三焦不通、淋巴不通，慢慢形成阴性物质。治疗这类病要用附子、薏苡仁、败酱草。附子温阳，薏苡仁除湿消肿，败酱草祛瘀排脓。

夏季吃冷饮，吃冰西瓜，导致腹泻，要怎么办？吃附子理中丸。如果腹部冷痛，就用附子理中丸，浓缩丸三五丸吃下去，有特效，立刻肚子就不疼了，也不腹泻了。这是典型的脾肾阳虚型腹泻。

一、半夏泻心汤

心有火的时候，为什么经常会上热下寒呢？人的心思都是往上飘的，很难沉下来。如果我们的心气沉下来，心火就会下移，到丹田，到命门，或者到关元，下面命门的火自然就旺起来了，就不会出现脾肾阳虚。凡是脾肾阳虚的人，大多都是心气沉不下来。只要心气沉下来，心火自然移到下面，就不会出现脾寒、宫寒或者肠寒。

人一生中最大的病就是上热下寒，但这也符合客观规律，为什么呢？因为人一生下来，心脏就在上面，肾脏就在下面。心属火，肾属水。下面是水，上面是火。火往上走，水往下流，人一生下来就注定要死亡，这是自然规律。

人一生下来就开始走向死亡，这不吉利吧？其实没什么不吉利的，因为有死必有生，生下来就必定要死亡。我们一生下来，就出现离火在上，肾水在下，水火分离的状态。"阴阳离决，精气乃绝"。要保证不死需要怎么办呢？颠倒阴阳，让阳气往下走，阴气往上走，水火既济。上面阳是乾卦，下面阴是坤卦。上面乾，下面坤，是什么卦？否卦，天地否。阳气浮在上，阴气沉于下，构成否卦。有个词叫否极泰来，泰卦就是下面三个阳爻，上面三个阴爻。

中焦脾胃最常见的病是中焦痞满，什么意思？就是腹部闷胀，吃不下饭，一吃就胀。痞满就是阳在上，阴在下，胃热脾寒就是否卦。阳气浮在上面，心烦躁，口干，想吃凉的；脾和肠都是凉的，所以会痛经、腹泻、脚凉。头热脚凉，胃热脾寒，就是天地否，这是最常见的胃病。

要把这个病治好，就要转否为泰，怎么转否为泰呢？要用阴性药物把上面的热清了，用阳性药物把下面的寒散了，颠倒阴阳交泰之势。因为是上面热、下面寒，所以在用药的时候要用寒性药物治上面，用热性药物治下面，把它转换过来，转否为泰。具体用什么方子呢？用半夏泻心汤。

半夏泻心汤是消化系统疾病的常用方，善治心下痞满。半夏泻心汤中黄连、黄芩能把上面的热清掉；干姜能把下面的寒散掉；半夏引阳入阴，还能散瘀滞、化痰。所以半夏泻心汤可以治疗痞满，喝完以后上面不热，下面也不寒了，中焦阴阳转起来了，就舒服了。脾胃病最常见的就是上热下寒，所以把半夏泻心汤用好之后，理解了这个思路，基本上一半以上的这类病就都能解决了。

我在开门诊之前，在一家药厂上班。他们研制了一种中药新药，就是以半夏泻心汤为基础方，再加点延胡索，取名延参健胃胶囊。这个药我当时参与了临床试验，是治疗慢性萎缩性胃炎的。我在临床观察的时候，发现它不仅对慢性萎缩性胃炎效果好，对慢性浅表性胃炎、糜烂性胃炎、胃溃疡都有效。它的核心组成就是半夏泻心汤，然后用延胡索活血化瘀。因为慢性萎缩性胃炎患者的胃局部萎缩，有瘀血，所以要加延胡索化瘀血。

有的人夏天喝冰啤酒，吃很多凉的东西，嘴里流清水、胃胀，胃寒很重，怎么办呢？这时再用半夏泻心汤效果就差了。给大家推荐一个"太白米"。太白米治这种胃偏寒的、胃痛胃胀的，效果很好。因为太白米的气味非常窜，能够散痞满；它是温性的，还能够散里面的寒。只要是舌苔偏白的、偏水滑的，有胃胀的，都可以用。如果舌苔偏黄就不要用。

这两个方子用好之后，很多胃病就能治了。

既然太白米是治疗胃寒的，而且前面讲过，胃的热量来源于心，如果胃寒很重，说明心的火力不足，因此太白米对心也有好处，能治疗心脏病。

有一年夏天我喝了冰啤酒，晚上睡觉也没盖被子，受了寒，咳得很厉害，背心发凉。第二天，我就吃太白米，大概吃了三四十粒，咳嗽很快就好了。太白米能够散胃寒、散肺寒，治疗肺寒咳嗽。

二、胃三药

1. 山楂

胃是仓廪之官，以腐熟水谷为主。如果患者胃胀，吃不下饭，就是因为胃里面的气不降。这时可以用一个小单方——开胃汤（木香、山楂）。如果只是单纯没有胃口，胃不痛，就用木香30克、山楂30克，煮水喝。很多患者白天活动量很少，每天坐在电脑前办公，脑子不停地转，思虑伤脾，脾气郁滞，运化失司，就会腹胀。脾主四肢，活动量少，中焦的轴带不动，则中焦瘀滞。这时候用木香醒脾顺气，加快运化，就想吃饭了。

山楂是酸味的，能帮助消化食物。因为我们吃下去的食物，在胃里面经过胃酸的分解，大部分都被溶解了。当胃里分泌不了胃酸的时候，胃里酸度不够的时候，就会恶心、口苦。而胆汁是呈碱性的，当胆汁往上反流的时候，会中和胃酸。有些人脾气不好，胃气不降，气不往下走，导致胆汁随着肝气往上升，升到胃里，中和了一部分胃酸，导致胃里的酸减少了，吃下的食物消化不了。食物经过胃的研磨和消化之后，将酸性的食糜排入肠道。肠道的环境是碱性的，因为有胆汁，而胆汁可以帮助脂肪的消化。如果胆汁反流到胃里去了，就会中和一部分胃酸，导致胃酸不足，消化不良。这种情况与心火不足没有关系，是情

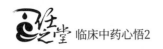

绪异常导致的。

山楂含有大量的酸性物质，能够促进胃里的食物消化。很多患慢性萎缩性胃炎的患者，胃酸分泌不足，就要用一些山楂，帮助食物消化。但有一种情况需要注意，如果是胃溃疡的患者，就要避免吃酸性的食物，否则会加重病情。如果是这种情况，就不能吃山楂，可以加点牡蛎中和一下胃酸，或者吃点凤凰衣也行。

山楂这味药，我临床上一般用 8 ～ 15 克，不敢用太大的剂量。有一本书叫《刘太医谈养生》，是本小说性质的书，被我当作课外读物来读。我发现书中关于开胃汤的描述很神奇，里面山楂用了 100 克。我想 100 克山楂吃了能受得了么，于是就试着称了 100 克山楂，看看究竟有多少。称完以后数一数，大概也就十几个山楂。那天下午我刚好去买冰糖葫芦，一串也有接近 20 个山楂，我吃下去也没感觉怎么不舒服。很多人都吃过冰糖葫芦，也没有见谁吃了会胃痛，去医院抢救的。由此说明，20 个山楂吃下去胃是可以承受的，那么中药处方中用 30 ～ 50 克山楂也是完全可以的。这样想通之后，我在后面的处方中山楂都用到 30 ～ 50 克，发现药效大大提高。以前放 8 克、10 克时根本没什么效果。大剂量山楂吃完后患者胃口大开，胃也不胀了，有些肚子有硬块的也能消掉一些。

山楂本身是红色的，就能化瘀，散瘀血。我们经常讲心火亢盛，命门火寒，上热下寒。山楂是酸性的，能把心火收到下面去补命门之火。山楂可以治很多病。比如女性患者有子宫肌瘤，少腹冰凉，痛经很严重，就弄点山楂，加些黄酒，熬了喝。山楂是往下走的，能把心火收到下面，补下面的火；黄酒也是往下走的，能散下面的寒。山楂可以磨成粉冲服，能散子宫的寒，还能化子宫瘀血，是一味非常好的药。

血脂高的人可以经常喝点山楂，因为肝藏血，它能促进血流向肝，把腹部的瘀滞化开。山楂还有一个妙用，就是治疗失眠。如果心火亢盛，命门火衰，晚上睡觉时感觉心烦脚凉，就煮一些山楂水，睡前喝。你会发现，睡觉的时候脚热了，心火也不亢了。因为它把心火引到命门上去了，睡觉就好了。

2. 酸枣仁

酸枣仁的味道是酸的，大家有没有尝过？如果酸枣仁没有酸味儿，那么它安神的效果就会大打折扣。如果要提高酸枣仁的安神效果，就要让它变酸一点，因为酸就能往回收，可以加点山楂进去。

下面讲一个与酸味有关的故事。有一段时间我睡眠不太好，中午回家，炒了泡菜水晶粉，吃了一大碗泡菜之后，一下午都晕乎乎地想睡觉。睡不着觉的人，吃点泡菜就有效。因为酸味的东西吃下去，能够促进胃气往下降。若胃酸分泌不足，胃气不能下降，阳浮在上面。山楂这味药可以促进胃气下行。胃气下行会有什么效果呢？足阳明胃经为多气多血之经，胃气一降，十二经脉就降。所以当所有的气往上亢的时候，只要降胃气就行了。所有气浮在上面降不下去的，只要胃气一降就下去了。《黄帝内经》有云："胃不和则卧不安。"那么怎样才是胃和呢？胃气以降为和，胃气降了才和，不降就是不和。胃气降与酸有关，与情绪有关。如果情绪偏亢，就吃点酸的，促进胃气下行，胃气一和，就好了，所有的气就都往下行了。

3. 碧桃干

胃像个袋子。当气从上往下降的时候，胃体本身不会往下走，而是把里面的食物揉碎，然后赶出去、排出去。《黄帝内经》曰："水谷入口，则胃实而肠虚；食下，则肠实而胃虚。"若三焦瘀堵，胃气不行，则水谷潴留胃中，胃气下降，则可闻及气过水声，腹中辘辘作响。要想食物顺利通过胃进入肠中，就要用一些疏通三焦的药物，如茯苓、生姜、碧桃干。碧桃干可以散心下结气，帮助疏通胃部的水液。水排出去了，胃里就不会辘辘作响了。

很多时候，患者自己用手摸，能在肚脐和剑突之间触及硬块，是条索状的。腹针疗法的全息图，投射到腹部就像一个乌龟。乌龟的头就在中脘这里，中脘和下脘之间对应颈椎。所以凡是在肚脐上方中脘和下脘之间摸到硬块的患者，他的脖子是僵硬的。如果你感觉自己的脖子采用各种理疗方法，怎样治都治不好，可能就是腹部对应的部位堵住了。把这里疏通好之后，脖子自然就好了。

肚脐上方两侧对应上肢。所以当右侧方肋骨下出现硬块的时候，对应的右臂、肩周一定不好，而且是长期的感觉不好，无论是刮痧、正骨，或是拔罐，可能都只是暂时缓解，过几天就不行了。这时候只要在对应的硬块上扎针，把包块消一消，立刻就好了。所以有些患肩周炎或者颈椎病的患者，全国各地求医都治不好，来了我这里以后，我都要先在他的肚子上摸一摸，对照腹针的全息图看看有没有包块。如果有包块，就要先把它按散或者扎针散开，病才会好。

碧桃干，就是在桃子小的时候采摘然后晒干得到的，它能把胃的外面疏通。丝瓜络也可以。如果三焦不通，时间久了形成硬块怎么办？有一位胃癌患者，肚子上有个很大的硬块。我给他用商陆切碎捣成泥，再加些大葱，敷在硬块上，然后用神灯烤。商陆是逐水的药，而我们皮肤下面的硬块正处在三焦上，三焦主水道，所以把三焦疏通好之后，他中部的气就顺畅了。我有两个患者都是用这种方法治疗的，一个是有腹水的，另一个是胃部长肿块的。

三、升降三药

治疗消化系统疾病时，不仅要考虑脾胃本身的问题，还要考虑脾胃外面的问题。有的是上热下寒，有的是肝胆的影响。上热下寒主要和心、命门有关。肝胆影响主要是肝气横逆犯胃。总结一下，消化系统疾病主要考虑几个方面：一是肝胆的影响；二是心火、命门的影响；三是脾胃本身的问题；四是胃外三焦的问题。把这几方面考虑清楚之后，有的放矢地治疗就好了。

很多患者生气之后气郁在腹部，摸脉时右手关脉偏大，这时用枳壳、桔梗、木香。枳壳是往下降的，桔梗是往上升的，二药一升一降。木香是顺气的。凡是摸脉右手关脉大，都是有中焦郁滞，腹部胀气，就可以用枳壳、桔梗、木香煎服。这三味药不仅调中焦，还可以治咳嗽。很多咳嗽是由于中焦气不顺导致的。中焦气不顺的时候，会导致全身的气血瘀滞，因为气滞则血瘀。王清任《医林改错》中有个方子叫血府逐瘀汤，方中就有两个药对：一个是枳壳配桔梗；另一个是柴胡配川牛膝。柴胡是疏肝的，主升；川牛膝是引气下行的，主降。枳壳是降的，桔梗是升的。两个药对能把中焦的中轴拉开。

西医治疗胃病主要用的几类药包括胃黏膜保护药、促胃动力药、抑制胃酸药、杀灭幽门螺杆菌药等。中药中的木香就有促进胃肠蠕动的作用，类似西医的促胃动力的药。所以中医治疗胃胀，通常用30克木香，就能解决问题。如果觉得木香耗气，吃点儿大葱也能行气。

西医杀灭幽门螺杆菌通常采用三联或四联疗法，一般用一种或两种抗生素联合胃黏膜保护药、抑制胃酸药。清热解毒中药中的黄连和黄芩就可以发挥类似西药中抗生素的功效。中药煅瓦楞子可以抑制胃酸分泌，同时还能够补肾水。因此，西医杀灭幽门螺杆菌的方法，用中药同样可以达到效果。

胆汁反流性胃炎引起的胃痛，可以用枳实往下降，用枳实往下降的时候胆汁就往下降。所以胆汁往上泛时，只要胃气往下行，胆汁就会跟着往下走。十几年前，我的胃不好，西医诊断是胆汁反流性胃炎。有一个老大爷给了我一个方子，就两味药——枳实和黄连。他说把枳实和黄连磨成细粉，搅拌均匀之后一起吃就行，效果特别好，吃几次就好了。黄连苦降，能清胃热，还能杀灭幽门螺杆菌。枳实降气，能引胃气下行。二药相配，一个苦的，一个降的，刚好适合胆汁反流性胃炎的情况。

具有降的功效的中药有半夏、枳实，但最厉害的是代赭石。如果患者一直恶心、反酸，不舒服，用半夏不行，用枳实也不行，可以用代赭石。代赭石可以直接磨成细粉放在汤剂中煎服。因为它不溶于水，一次用量在 10 ～ 20 克，刚开始煮的时候水是红色的，过一会儿就变清了。所以在药熬好之后，喝前一定要摇匀，如果只喝上面的清水是没有效果的。喝的时候可能会感觉有点黏，但也要喝下去。如果喝代赭石汤剂还是不行，就用代赭石细粉直接冲服。将代赭石磨成细粉之后，取 3 ～ 5 克，用中药冲服，下降得很快，就没有比它更厉害的药了。因为胃气下降，以降为和，所以张锡纯认为代赭石为健胃之妙品。很多人胃气不降，口苦口臭，这个时候就给他用代赭石往下降，胃气就下行了。

四、脾三药

患者长期思虑太过，思则气结，导致脾气郁滞，郁滞化火，进而伤阴、伤脾阴。最常见的是脾阳虚，还有一种是脾阴虚。脾本身是主运化的，脾气郁滞之后运化失司，而郁滞又会化火伤阴。脾阴虚就会出现地图舌。还有一个什么呢？脾主湿，体内的水湿代谢与脾有关，所以脾功能受抑制之后，就会导致体内湿气重，因此患者体内同时存在湿气重和脾阴虚。有些患者脚肿得很厉害，但同时还有肾阴虚，这种叫作阴虚水肿。阴虚和水肿并存，这在一些疑难杂症中很常见。例如，肝硬化或肝癌腹水的患者都有阴虚，但他们的腹腔里的水却

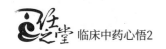

不能被利用。这种病是最难治的，因为如果补阴就会加重腹水，而如果利水又会加重伤阴。这种情况很常见的，病情比较复杂。

脾阴虚湿气又重的情况多不多呢？非常常见，很多小孩和大人都会有这种情况。这个时候要怎么办呢？脾阴虚的时候用山药来养脾阴。地图舌的患者就是一块有舌苔，一块没有舌苔，一块舌苔很厚。山药就是把没有舌苔的地方给养起来。吃完山药之后，舌苔就长起来了。薏苡仁可以把舌苔上的厚苔去掉。地图舌是一块没有苔，一块苔太厚，我们要做的就是把厚苔变薄，然后再把没苔的地方养起来，达到平衡。

薏苡仁既然能够把厚苔铲掉，那么会不会把山药养起来的舌苔也铲掉？会的，因此要搭配芡实。薏苡仁配芡实就能抑制其对脾的伤害。薏苡仁利湿，也有伤脾阴的作用。所以说既要用薏苡仁把体内的湿除掉，又要用山药把阴补起来，还要用芡实把脾的精气收住，不让薏苡仁伤害它。所以这三味药的搭配非常妙，只要是地图舌的患者都可以喝，喝下去就有效。如果有人不方便熬药，可以买中成药参苓白术丸。这个药里面就有山药和薏苡仁，虽然没有芡实，但它有一味莲子。莲子是收敛的药，能补脾止泻，还能补肾涩精。芡实也叫鸡头米，是生长在水里的。它其实和莲子差不多，开的花也与荷花相似。所以这三味药的搭配，在中成药参苓白术散里面就有类似的药物组成。如果家里有人是地图舌的，就可以给他吃点参苓白术丸或者参苓白术散。

五、胃胀三药

枳实、枳壳和通草三味搭配和枳壳、桔梗、木香差不多，都是升降组合。枳实、枳壳都是以降为主，对胃气上逆之胃胀有效。通草能通三焦水道，所以能通淋利小便。我们前面讲过，通草受热就伸长了，遇冷又缩短了，它走水道，能通三焦。三焦通达，百病不生。

六、通三焦药

不要小看三焦的问题。夏天的时候我们经常吃凉的食物或者吹空调，当肚子受寒之后，就会三焦不通。但是夏天的很多食物都可以通三焦，例如丝瓜、冬瓜。丝瓜和冬瓜吃好了，还可以祛湿。我们经常讲祛湿，其实湿与脾有关，与三焦有关。吃冬瓜的时候，要注意它最精华的部分是皮。

橘子最精华的部分也是橘子皮。很多人吃橘子时都把橘子皮扔掉了，其实橘子皮很值钱。新会陈皮刚上市的要卖300元钱1千克。结果我们吃橘子只把橘肉吃了，把皮扔了。普通的橘子皮也有很好的药效。把橘子皮晒干，切成丝，炒一炒，然后再磨成细粉。在做菜的时候，或者在做糕点的时候，都可以加一些。陈皮是个好东西，非常好的东西。

冬瓜皮也是好东西。吃冬瓜的时候一定要带冬瓜皮。有人说冬瓜皮不能吃吧？把冬瓜洗干净之后，连皮一起切成块，炒菜或者煮汤都可以，但是吃的时候可以不吃皮，因为冬瓜皮的药性已经渗到汤或菜里去了。所以用冬瓜煮菜的时候先不要去皮，吃的时候再吐皮就可以了。这样吃可以加强它的利水效果，对疏通三焦很有好处。我们门诊部的药房还专门买冬瓜皮回来治病呢。丝瓜皮也是一样的，我们用丝瓜煮菜的时候也不要把丝瓜皮全扔掉。其实丝瓜皮比丝瓜还要好吃，大家有机会可以试一试。

七、苦降妙药金果榄

我们在中医村举办过草医节，在草医节上有一位草医分享了熊胆的用药心得。他说熊胆可以治很多大病，甚至癌症都可以治。因为熊胆的味道极苦，苦就能往下降。很多时候胃气不降，热浮在上面，就会炼液成痰，患乳腺癌、肺癌、甲状腺癌、食管癌等各种各样的怪病。如果气、血和痰都浮在上面，这种情况想要降下去就要用苦味药。比如乳腺癌的患者要吃苦药，往下降，降到下面，把火撤下去才行，如果用温性的药就不行了。苦药中熊胆是极苦的，所以在肺癌、乳腺癌、肝癌、胃癌、胆囊癌的治疗中都需要用熊胆。但是熊胆这味药现在买不到了，要怎么办呢？有一味中药叫地苦胆，也叫青牛胆。这味药极苦，你只要吃过一次就会终生难忘。正因为苦，所以它能够往下降，从上往下收。

什么是金果榄呢？金果榄就是地苦胆。这个药清热泻火，是长在土里面的很苦的东西。基本上土里面的药，比较苦的如苦参、黄连，它们都没有金果榄苦。凡是胃气不降的、牙龈出血的、嘴里浊气降不下去的，就用金果榄。

我在治疗胃病的时候常用的一个方子叫胃炎散，主要针对上热下寒的情

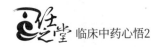

况，其中用到了黄连、黄芩。如果黄连、黄芩苦降的效果不够，就用金果榄加强；或者用金果榄配上干姜也行，两药搭配清热苦降之力也很强，而且价格较熊胆便宜很多。这个药的用量是多少呢？它入汤剂最多用10克；如果是研磨冲服，2～3克就够了。当时在与一位草医交流的时候，他跟我说："现在的人都吃得太好了，肉、鱼、鸡、鸭吃多之后肚子里都是浊气，满面红光、口臭、牙龈出血、血脂高、血黏度高、血压高、脾气大，所以要多吃苦的东西。将金果榄磨成细粉装入胶囊中服用，就可以改善这些消化系统的问题。"他就是这么治的，确实很不错，效果很好。

胃肠疾病属热证的就吃金果榄，属寒证的就吃太白米，属寒热错杂的就吃半夏泻心汤。脾寒腹泻的就吃附子理中丸。胃肠胀气的就吃木香顺气；如果胀气同时还伴有消化不良，就用木香加山楂；如果伴有痛经，就用木香加山楂；如果伴有血瘀，也可以用山楂化瘀。如果胃外三焦不通，气滞不行，就可以用碧桃干消伏梁之气，用通草通三焦，还可以用槟榔。如果腹部有痞块，触诊中脘附近感觉有头有足的，像一只乌龟趴在那儿一样，就用商陆外敷，把三焦疏通。

八、气滞胃胀用冰片

冰片的走窜之力很强。心脏不好的患者，在抢救的时候常用速效救心丸、麝香保心丸，里面都有麝香、冰片等走窜的药。为什么用这些药？因为它们的走窜之力很强，就像是乌云密布的时候，突然出现一道亮光，把所有乌云都散开了。冰片进入体内之后走窜力很强，能一下把阴气散开。很多患者来的时候肚子胀得很严重，头昏脑涨。你就给他弄点冰片，不用太多，指甲大小，0.3～0.5克就行了。服药的时候，因为冰片很轻会飘在水上，不好吞，所以最好放在舌根部，再喝点水冲下去。冰片喝下去会打嗝，或者排气，肚子就不胀了，立竿见影。胃胀得很，快憋死了，急救的时候可以用冰片，一下就解决问题了。

冰片是植物经过蒸馏之后凝结得到的精华物质，比木香的药力要强很多。如果把木香比作手榴弹，冰片就是原子弹。前面讲过，用商陆外敷可以疏通三焦，也可以放点冰片进去，增强走窜的力量。当我们气郁得很厉害，胀得很难受的时候，用冰片能把它散开。

冰片这味药能不能常用？不能常用！你如果早上吃一次，中午吃一次，夜晚再吃一次，连续吃三五天，就会浑身没劲儿了。因为它把你体内的气给耗散掉了。气泄了，浑身就没劲儿了，所以不能吃太多冰片。因此治疗胃胀的时候，用一点冰片就好了，不要把气伤了。

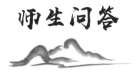

师生问答

❓ 学生问：商陆外用一般用量多少？

老师答：因为商陆是通过皮肤吸收，所以鲜商陆外敷用 50 ～ 100 克都可以。

❓ 学生问：橘皮用我们日常买到的就可以吗？

老师答：有些人担心市售的橘子外皮打蜡。建议最好自己去采，到果园去采。我曾带领我们中医村的学生专程去武当山采过橘子。那里的橘子很新鲜，也没有打过农药。很多橘子熟了，又卖不出去，都掉在地上了，所以很便宜。很多果园都会有剩余的橘子卖不出去，大家可以去找找，买一些回来。

❓ 学生问：您说的治疗胃寒的太白米，是用来煮水喝吗？

老师答：太白米，不用来煮水喝。它带壳，搓一搓把表皮搓掉，里面的米是淡黄色的，直接整个吞就可以，不用嚼碎。太白米的药力很大，嚼一个就会感觉满嘴都麻了，比吴茱萸和花椒的药力还大。如果你嚼完太白米，满口会麻得受不了，可以选择直接吞。太白米是太白山的四大奇药之一，是治疗胃病的特效药。

❓ 学生问：酸性药是收敛的，那么山楂吃多了会不会把小便也涩住了，引起小便不利？

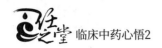

老师答：不会。山楂补命门火，能促进下焦气化，对小便没有影响。下面命门火太旺时会出现便秘，所以山楂吃太多会导致大便干。如果肉桂、附子吃多了，肠道缺乏水分，大便会干。山楂把心火引到命门，让命门火补起来，是从上往下走的。它能够把上面的火收到下面去，将心火与命门的通道打开，让心火和肾阴相交。山楂吃多了会导致下焦火盛，所以只要把督脉疏通好就没事了。

小儿心火重，舌尖红，晚上睡觉踢被子，烦躁。但是看他的舌根白，吃凉的又会腹泻、腹痛、咳嗽。这样的小孩就给他多吃些山楂。

山楂还可以泡酒喝，很好喝，酸酸的，还可以加点糖，颜色又好看。你泡一泡就知道了，泡出来的颜色很好看。山楂泡酒喝，还能补肾壮阳。因为山楂能把命门火补起来，把酒引到下面。而酒本身就有宣发作用，能疏肝。有宫寒、子宫肌瘤或痛经的患者，都可以经常服用山楂。

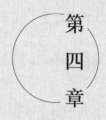

第四章

肝与胆用药

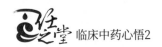

　　上一章讲的是脾胃，脾胃属土，土分阴土和阳土。中医称火生土，阳土的火来源于心脏，阴土的火来自命门，一定要记住。人体上面是心脏，下面是肾脏，容易形成上热下寒，形态像一个否卦，中医叫痞满。其治疗思路叫转否为泰，所以在治疗脾胃病时常用半夏泻心汤，能解决很多问题。把这个记住，脾胃这块大体的思路就清晰了。

　　脾胃和肝胆同居中焦，肝气容易犯胃，胆气不降也会对脾胃造成影响，所以治疗脾胃时，上要考虑心，下要考虑肾，两边还要考虑肝胆，思路要明确。

　　接下来分享肝胆相关的疾病，肝和胆同在右胁下，同居中焦。人体气机，无论是由下往上升，还是从上往下降，都要经过中焦。中焦是个枢纽。就像从十堰坐车到北京，经常要在郑州转车，郑州就是铁路的枢纽。人体气机往上升时需要借助脾和肝，肝随脾升，肝和脾共同作用使气由下往上升；气从上往下降时要借助胆和胃，胆和胃可以促进气往下降。中医认为，脾胃之间，脾是升，胃是降；肝胆之间，肝是升，胆是降。肝随脾升，胆随胃降。所以如果说脾胃是主导，那么肝胆就是附属。

　　前面我们讲过，心为君主之官，是指挥一切的；肺为相傅之官，是辅佐的宰相；脾胃为仓廪之官，是管粮草的；肝胆是将军之官，是负责打仗的。把脏腑的职位弄清楚之后，你就明白了，要打仗靠肝，不能靠胃。因为胃是管粮草的，只负责把粮草储备好就行了，能不能打胜仗不是它说了算。心是皇帝，负责调动一切。肺是辅佐皇帝的。肝是将军之官，能不能打胜仗，将军说了算。"将在外，军令有所不受"，所以有时候将军比皇帝还厉害。很多人在肝郁之后，百病丛生。因为将军郁闷了，就不打仗了，皇帝怎么下指令都没用，丞相跟它说也没用。《丹溪心法》有云："气血冲和，百病不生。一有怫郁，诸疾生焉。"肝气要很条达，很顺畅。肝气条达会促进血脉的运行，帮助心把血散布出去。肝气条达，还会促进胃的和降，对胃有帮助。肝气条达，对脾的运转也有帮助。所以不要小看肝，它对很多脏腑都有帮助。

　　中医讲"肝主筋，其华在爪"，所有筋膜的问题都与肝有关。现代对筋膜的研究已经很深入了，很多疾病都与筋膜不畅或粘连有关。针刺就是在筋膜上扎针，效果很好。我们现在弄的骨盆修复、正骨，也是作用在筋膜这块。归根结底都与肝有关，因为肝主所有的筋膜。为什么筋膜这么重要？筋膜是卫气的通道，卫气的作用是温分肉，筋膜出问题人体卫气的输布就会出现障碍。可以说筋膜是人体正气输布的通道，如果它出了问题，所有正气的输布都会出问题，进而濡养出现障碍，功能出现障碍。例如，受寒之后肩膀抬不起来，有人可能觉得是肩周炎，其实不是，但是从中医角度解释就很清楚。寒性收引，所以受寒之后，皮下的脂肪层、筋膜层就会收缩，导致体内津液运行不畅，正气无法正常输布，肢体运动出现障碍。

四川名医陈潮祖老先生，创制了一个方子叫五通汤，是用来调筋膜的。调治筋膜可以通治很多病，解决很多问题。肝为将军之官，把肝调理好之后，很多病自然就好了。肝气不疏，要弄清楚它为什么不疏。因为肝脏是个震卦，两个阴爻一个阳爻，它的功能靠下面的阳爻来体现。所以肝往上升靠温，给它阳气才能疏肝。肝属木，对应四季的春天。春天气温上升，地气起来之后植物才能发芽。人体也是一样的，只有下焦的肾阳足，命门的火旺起来之后，脾脏不寒，土不湿，肝气才能正常输布。肝的功能正常的前提是命门的火要旺，并且脾不被湿困。就像胃腐熟食物要靠心提供火力一样，脾的运化能力强弱取决于命门火的旺盛与否。肝功能好的时候，它的根在命门和脾。我们经常讲"水寒土湿木郁"，把命门火补起来后，水寒就解决了；把脾土解决好之后，木郁自然就化解了。就像我们种地，土要温，不能被水淹，这两个条件解决好，庄稼才能长得茂盛。

我在中医村种南瓜，先挖了一个坑，然后施上肥，再在上面铺土，结果撒了两包南瓜种子都没发芽。我就想为什么发芽率这么低呢？就是因为下面的土太湿了，发的芽都烂了。土湿不解决，木就郁。当今社会，很多人患抑郁症，就是因为肝郁导致的，而肝郁就与水寒土湿有关。所以水寒土湿不解决，一定会肝郁，这是相辅相成的。就像命门火衰之后一定脾寒，心火不够一定胃寒，脾虚一定会肺气不足，每个脏根于什么地方要弄清楚。当水寒土湿，肝气不疏时，全身阳气就没办法正常释放出来，没办法正常输布，就浑身不舒服。只有把下面水寒土湿的问题解决之后，肝郁才能解决好，这是一个前提。

我们治疗乙肝，其实不是杀灭乙肝病毒，而是把命门火补起来，把脾的问题解决好，自然肝的功能就强一些，肝强自然病毒就控制住了，不是一定要用抗病毒的药。很多人治疗乙肝就盯着抗病毒，用板蓝根。其实喝再多的板蓝根也治不好乙肝。把水寒土湿解决好，肝功能就强了，自然就把病毒压下去了。

这是肝的问题，那么胆呢？

　　胆是往下降的。肝取决于脾和命门，胆取决于心和胃。肝根于命门，胆与心有关。心与胆相别通，心虚则胆怯。心脏收缩一下，胆就会动一下。心火跟胆相通，当心气虚寒时，胆也寒。当胃气往下降时，胆也往下排、往下走，称为胆随胃降。如果胃气不降，胆汁也不会往下排，就会胆汁淤积。凡是摸脉左手关脉大的，浮取是胆脉。浮取郁滞时，胆气不通畅，这种人就优柔寡断。胆主决断，肝主谋虑。肝为将军之官，要想打胜仗，需要有谋略，还要有决断。如果胆不好的人就没有决断力，会优柔寡断、踟蹰不前，错失战机。所以要看准时机立刻出手，有胆有识，才能把事情做成。

　　肝主升，胆主降。肝能疏泄一身气机，气行则血行，气滞则血瘀。如果气机不通畅，大多数都与肝郁有关。思则气结，思虑伤脾，其实伤了脾也伤了肝。一个脾气郁滞的人一定肝郁，因为木的根在土上。就像庄稼一样，土壤板结了，庄稼一定长不好。所以脾不好的人肝脏一定也不好，二者是相辅相成的。

　　肝开窍于目，用眼过度对身体也有伤害，怎么伤害呢？中医称久视伤血，久坐伤肉，久行伤骨。久视伤血，就是长期用眼过度会耗血，为什么耗血呢？因为肝开窍于目，肝藏血，血液调配与肝有很大的关系。当长期用眼过度时，会消耗大量的肝血。

　　肝血不足有什么表现呢？看指甲，如果呈瓦楞状，就说明肝血不足了。肝主筋，其华在爪，把肝血养起来，很多肢体的病自然就好了。有的人腿很僵硬，就与肝血不足有关。

　　曾经有个老太太来找我看病，她的腿很僵硬，蹲不下去。她说因为自己退休了没什么事干，就在家里看看电视、听听佛经。我问她每天看几个小时？她说每天看八个小时。我说你不能再这样看了，久视伤血。她的指甲就是瓦楞状的，因为肝血消耗太过了。肝主筋，筋需要血来濡养。所以血不够时，筋缺乏濡养，没有弹性，就会僵硬。很多来找我看病的都是老年膝关节退行性病变的患者，他们的膝关节是僵硬的。我通常会让他们喝点养筋汤，用里面的酸枣仁、熟地黄、当归把肝血养起来，筋就软了。

　　明白这个道理之后，再看肝胆相关疾病时，就知道治肝病时要考虑调命门火，调脾，之后再调肝就容易了。所有的肝病都是这样的，包括肝癌，治疗原则都是调脾胃。

　　肝癌患者，又腹胀难受，肝区胀闷，首先要补脾，用四君子汤；再考虑肝与大肠相别通，心与胆相别通，肝的热毒、浊气要通过大肠来排，所以在补脾时还要泻大肠，就要用熟大黄。很多小儿黄疸，就要用茵陈、栀子、大黄，一泻黄疸就退下去了。肝病要补脾泻大肠。肝与大肠相别通，肝有热毒浊气时可以通过泻大便，把肝的毒邪泻出去。肝的能力要提升时就要补脾，把脾土补好后肝木就旺。如果肝的阳气不足，疏泄没有力量时，用柴胡、荆芥、川芎疏肝是不行的，这是拔苗助长。肝郁的时候不能拔苗助长，很多人肝郁的时候喝柴胡效果不好，就觉得是柴胡的质量不行。肝本身有个疏泄的作用，如果肝升不上去，一定要考虑是它自身没有能量，肝血不够就升不上去，这时要把脾补好，把命门火补好。补脾就用四君子汤，补命门火就用肉桂。

肉桂是治疗肝郁最好的药，为什么呢？因为肉桂能补命门之火。肝是个震卦，阳爻根于下，所以可以用肉桂把下面的阳补起来。肉桂还是辛温的，能促进肝气往上升。

一、肝三药

肝三药包括柴胡、白芍、当归。柴胡是疏肝的药，药用部位是根，但是在南方、广东、福建一带的人喜欢用柴胡的苗。当时我不太理解，后来在去福建中医药大学交流时，他们说柴胡的嫩苗有疏肝的作用，但它的杆的疏肝力量比较弱。我喜欢用柴胡的根，认为根疏肝的效果更好。因为柴胡在正月之前就开始长苗了，禀春天的生发之气，所以长得比较旺盛。如果在冬至之前挖柴胡的根，那么它里面是从秋天开始就储存的能量，所以比较足。这时挖柴胡的根里面含有大量的能量，就像采葛根、竹根一样，挖出来会闻到它的气味非常香，吃到体内就会有股向上升发的能量。因为它马上就要发芽了，有生发之气，往上冲。但到夏天时因为能量全部都到了杆上，再采它的苗意义就不大了。所以柴胡要在冬天采，在冬至前后采，疏肝的效果好。

柴胡调左关脉，白芍呢？白芍是养血柔肝的，它可以把人体右边的气收下去再回到左关。摸脉时右手寸脉很亢，用白芍就可以把右手寸脉往下收，把肺的气往下收，通过三焦走向肝。白芍能养血柔肝，治疗腹痛，是因为它能把气收到肝。腹部的肠道外有三焦网膜，当三焦网膜受寒不通时会出现腹部肠系膜淋巴结肿大、疼痛。这时就可以用白芍把腹部疏通。

腹部有包块或痞块的其实都可以用白芍。小肠外面的能量向肝转移的时候要依靠白芍把能量收到肝里面，以此养血柔肝。久视伤血，出现肝硬化也好，或是膝关节退行性变也好，为什么用芍药、甘草来缓急止痛？其实芍药就能养血柔肝，把肝血养起来。肝主筋，肝血足时筋膜得到濡养，疼痛就缓解了。白芍是个非常常用的药。当归能养血，是直接把肝血补起来，白芍是间接补，一个是直接补，一个是间接补。

三药搭配，当归直接补肝血，芍药把源头恢复，柴胡疏肝，如果伴有抑郁可以加点肉桂。用肉桂的指征是看指甲有没有月牙，没有月牙说明肝寒，下面命门火衰，就会出现肝郁。如果没有月牙，摸脉时左关郁滞，就可能有抑郁的倾向，需要加一些肉桂。治疗抑郁症最好的方法是把热量补起来，不是疏肝，而是把火补起来。古人治郁证就是晒太阳，让太阳晒后背就能把命门火补起来，就能疏肝，而且太阳晒背还能促进督脉往上升。

二、香附、郁金、玫瑰花

肝郁之后会有气郁在里面，气滞则血瘀，所以很多肝郁的患者会出现肝区胀痛、闷痛，这时就要用行气的药。香附是"气病之总司，女科之主帅"。气病都可以用香附。

肝主筋，卫气的运行与筋膜有关，筋膜受寒或有肝郁都会导致气的运行受阻，所以要用行气的药，而其中最好的就是香附。香附比川芎还好。我的道家师父香附一般用到30克，有时候也用8克或10克，但用量少的时候效果差一些。香附药性稍微偏燥一点，而大量使用香燥类药物时会使阴分不足。所以在用行气药治疗肝郁、肝区闷胀时，可以少佐芍药、熟地黄等养肝阴的药，这样既能疏肝气还不伤肝阴。

郁金是解郁金品，它解郁的效果很好，可以行气活血。肝藏血，若肝气郁结时舌头发紫，可以加点郁金。

玫瑰花比较香，既能解肝郁，又能芳香醒脾。近些年抑郁的人很多，相关的药也都涨价了。之前玫瑰花大概100元／千克，现在玫瑰花的价格已经涨到240～280元／千克，涨了快3倍了，而且还可能买不到。玫瑰花泡茶喝解郁的效果很好，而且花能让人心情愉悦。最近中医村的芍药花开了，很漂亮，站在芍药园里心情还会不好吗？当肝郁时、心情不好时就多看看花，让花的能量传递给你；肝不好时、眼睛不好时要多看看绿色植物，让肝气升发得旺盛一些。玫瑰花能疏肝、行气、活血、解郁，那么应该什么时候用呢？在肝区不舒服、闷胀时用，或者需要行气时用。

三、柴胡、黄芩

如果肝气一直郁滞，就会化火，化火之后就会口苦。《伤寒论》载："少阳之为病，口苦，咽干，目眩也。"口苦、咽干、目眩都与少阳有关，因此都和肝胆有关。只要出现口苦，就说明有火郁在少阳，火郁在肝胆。

我们的筋膜都与肝有关，上火之后它就会不舒服，这时候用什么？用小柴胡汤，发现口苦就要想到柴胡、黄芩。

没有采过柴胡的人可能不知道，柴胡挖出来之后，根要洗，要切，还要晒，然后还得筛一筛把灰土筛掉，它的气味已经流失了大半。真正的好柴胡挖出来之后，它的气味非常浓郁。我们在丹江口挖柴胡的时候，取一小段柴胡熬出来的水治疗口苦、咽干，效果好得很。感冒的时候，一段柴胡，大概10克左右，喝下去就有效，力量大得很。柴胡切成片之后药性就开始散发了。1千克柴胡切完可能就只有800克了，然后磨成粉，它的气味和油性又都挥发掉了。这时你再用几克柴胡入药力量就很弱了。《伤寒论》中柴胡的用量多达半斤。所以说柴胡用量大时有效，用量少则无效。郁热会口苦，柴胡是辛凉的，能透发郁热，临床用柴胡治疗口苦时用量一般为30～50克。

黄芩既能清胆火又能清肺火。当肝郁的时候，肝气升不上去，与下面的命门火衰有关，与脾土有关，还与肺气太亢有关。肺金在上，如果肝气向上升时，遇到肺气太亢，升的阻力太大，就会郁滞。就像我们前面讲的，用水管浇水，如果水管堵住了，阻力太大，水管就可能从水龙头上掉下来了。或者院子里有一堆草，在上面压些石头，草还会发芽吗？它不会发芽了，因为顶不动，被大石头压住了，是一个道理。

为什么我们稍微运动一下，出点汗，心情就会舒畅？因为运动出汗，肺气向外宣，肝气也跟着升上去了。辛味的药，比如麻黄、荆芥、薄荷，既能开肺、宣肺，又能疏肝。肺气往上宣，肝气往上疏，它们是一体的。肺气往上宣，肝气往上升，气体往上布，三种力量合而为一。

上面堵住的时候，经常不出汗，就会肝郁。因为经常不出汗，毛孔闭着，肺气闭着，心脏打不开，不能布于表，肝也郁。所以肝郁既要考虑来路问题，还要考虑出路问题。黄芩能清肺热，肺热清，肝往上升的力量也会强。

如果肝郁继续加重，郁而化火伤阴，就会出现肝的阴分不足。如果长期胆火重，会炼液成沙。长期肝胆郁滞化热，胆汁越来越稠，会形成胆结石。形成胆结石之后，就不能单纯用化石的药，还要把水补起来。因为子盗母气，会伤肾水、肾阴，只有把肾阴、肾水补起来之后，胆汁就不会那么黏稠了。胆汁很黏稠的时候，这种胶性物质会黏在胆壁上，使胆囊壁变得毛糙。

经过一整晚的分泌，胆汁已经很黏稠了，如果早上不吃饭，胆汁就无法顺利排到肠道，黏稠的胆汁还要一直储存到中午，就会变得更黏稠。长此以往，胆囊壁会变得越来越毛糙，进而导致胆气排泄不畅，慢慢形成胆结石或胆囊息肉。所以胆囊不好的人一定要吃早餐，多少要吃一点。如果想要把胆结石、胆囊炎治好，仅仅清热不行，一定要补肾水，把下面的水补起来。可以用白芍养肝阴，或者用熟地黄、女贞子、桑椹，把阴分养起来，然后再用利胆的药，如郁金。

胆结石如果长到很大，到2～3厘米，想立刻把它消掉是不太现实的。胆囊息肉的患者说："哎呀，大夫我这胆囊息肉能消掉吗？"你不能期待喝一个药就立刻能把息肉消掉。要先把肝养起来，让它的气机通畅，整个气转起来，慢慢顺畅起来之后，结石会由大变小，由小变无。但这需要一个过程，无论是胆囊息肉，还是胆结石，都急不得。有人说我不能等，现在就要做手术把结石取出来。但如果取完结石以后，你的生活习惯还是不改变，还是不吃早餐，还是熬夜，还是纠结，肝肾瘀滞，还是会持续形成结石的。有些人很惨，摘掉了胆囊，肝内又有结石，好像和结石有缘。这不是结石体质，而是心态没改变。喝药只是可以让气机稍微转一下，但不能从根本上解决引起肝郁的原因。转变心态，这个还要靠自己来调整。

我们看待问题一定要注意的是，你的病是什么原因导致的？如果你的家庭关系处理不好，你喝药也还是处理不好。如果你的病是因为欠外债，别人追债，坐立不安，那么还是要还债。喝药只能让你暂时缓解一下，让你的内在提升。但我们做人要顶天立地，要向内求。

改变生命轨迹，需要你自己努力奋斗，药物是助力，真正遇到事时还要靠自己。

四、眼痒二药

肝开窍于目，很多患者肝火重的时候会眼睛痒，如果熬夜，再加上肾阴不足，虚火上扰会更加痒。有两味药能治疗眼痒——蒲公英和白蒺藜。将蒲公英和白蒺藜磨成细粉冲服，每次 3～5 克，每日 3 次，对眼睛干痒有好处。尤其是蒲公英这味药，对青光眼、眼睛干涩、红眼病、角膜出血，无论属于虚火还是实火，属寒属热，都可以用。蒲公英非常妙，煎水可以外洗，也可以内服。张锡纯对蒲公英的功效叹为观止，他认为如果全天下人都知道蒲公英的妙处，就没这么多盲人了。

我最近看了一个患者，肚子里有硬块，肚脐都被挤成一条缝了，当时我就感慨："哎呀，如果天下人都知道洋姜的好处，就没有包块了。"这是实话，如果天下人都知道洋姜的好处，去吃洋姜的话，腹部的肿块就会少很多，患结肠癌、肝癌的机会也会大大地降低。所以我反复讲，总有人会相信。

蒲公英对眼睛非常好，它不仅治疗眼病，还能改善很多问题。它能疏通三焦。蒲公英开的花是黄色的，黄色有土气，能补脾胃。糜烂性胃炎、胃溃疡的患者，经常煮点蒲公英水喝有好处。如果有妇科炎症，带下是黄色的、有臭味，弄点蒲公英水喝也好了。如果是胆囊炎，胆囊壁变毛糙了，不舒服，喝点蒲公英水也可以。如果有肠炎，大便黏腻，肛门灼热，也可以用蒲公英煮水喝。蒲公英就是广谱的抗生素。

平时爱喝茶的，你们喝绿茶、红茶、白茶，都不如喝天下最好的茶——蒲公英茶。经常喝点蒲公英茶，很多病都好了。它对心脏、胃、肠道、胆囊都好，甚至有动脉硬化的，喝些蒲公英茶也有好处。有人说："我体太寒了，脚发凉，不能用太凉的药。"这种就少喝点蒲公英，用 3～5 克煮水就可以。蒲公英还可以凉拌做菜。蒲公英采回来，把叶子洗干净，用开水一烫，凉拌着吃，挺好吃的，也不苦。

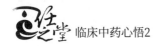

五、眼花二药

枸杞子能治眼花。当肝肾不足的时候，眼睛就会干涩、不舒服。有一个中成药叫驻景丸，它能治疗很多因虚导致的疾病，例如经常熬夜或者失眠出现的眼睛干涩、眼花、飞蚊症、眼睛浑浊，都可以用。

如果平时用眼过度，想吃点保健药，就用枸杞子和菊花泡茶喝。枸杞子养肝，养心；菊花养肝，清虚热。枸杞子加菊花泡茶喝，对养肝很好。驻景丸平时可以经常吃，能治疗虚证，比如腰酸、飞蚊症。

如果早上起来突然发现眼睛红了，白睛的部分出血了，红了一大片，很吓人。这种情况不用紧张，其实是毛细管破裂，我治过几次这个病。我治这个病，就用桑叶，它能清肺热，又能清肝热。肝开窍于目，白睛属肺，所以白睛出血与肺和肝都有关。菊花能清肺热，也能清肝热。二药对比，桑叶偏于清肺热，菊花偏于清肝热。桑叶除了清肺热还能止血，但菊花不能止血。所以选择既能清肺热，又能清肝热，还能止血的药就非桑叶莫属了。治疗这个病，我通常用干桑叶30～50克。桑叶用50克，有人觉得量是不是太大了，会不会有副作用。其实桑叶可以当菜吃，用开水一焯就能凉拌。如果是新鲜桑叶，弄一把就可以，它稍微偏凉一点儿，吃完会有不舒服，就稍微搭配一点麻黄。麻黄是宣散的药，因为眼部毛细血管破裂出血，是因为有火郁，有火就会迫血妄行。火郁发之，所以要用发散的药。

例如，头上长了很多疖子，痛得很，我们的惯性思维是用泻火药。因为疖子是热的，痛且发热，立刻想到泻火药，这叫对症治疗、对抗性治疗。但是还要想到为什么会火郁？火本该是散的，导致火郁只有一个原因，就是它的外面被东西给包裹住了，表皮受寒了，火被憋在里面了。所以用发散的药，把寒一散，火就散了。

我们看到很多人上火，其实是因为受寒，所以张仲景的《伤寒论》认为温病都是受寒引起的。感觉是温病，其实是受寒。我们看到咽喉肿痛觉得是温病，其实是颈部受寒了。你感觉是温病，因为呼气灼热、咽喉肿痛、咳黄痰、发热，其实是颈背部受寒，导致阳气郁滞。所以很多温病都是伤寒引起的。很多人一看到痈、疖，就只知道用清热药，往往会导致阳气受损、阳气郁闭。

比如，有些患者头上长了好多火疖子，到医院输液，用抗生素，治了几个月都没好。后来过来找我，我一摸脉，他左寸脉摸不到。给他用了荆芥、麻黄、川芎、葛根、连翘，吃了几次，火疖子就消下去了。

六、降压合剂一

熟地黄、茜草、苦丁茶，这个方子用于肝肾不足导致的血压高。比如，血压 180/70mmHg，腰酸，腿没劲，双尺脉不足，这时候就可以用降压合剂一。熟地黄补肾阴，茜草通血脉，苦丁茶清肝热。这个方子用于年纪大的高血压患者效果很好。如果是年轻的高血压患者大多是由于颈椎不好、受寒引起的。如果是 40 岁左右的患者，血压高的时候左寸脉摸不到，先把颈椎治好，血压就正常了。如果是老年患者，肝肾不足，肾虚很厉害，脾气比较急，肝火旺，摸脉两尺不足，两寸上亢，气往上冲，这时候血压也高，只是高压高，低压低，脉压比较大，可能有动脉硬化的问题。这就需要把下面的肾补起来，把火收到下面去，再把通道疏通。这个方子用于中老年高血压患者效果好一些，相当于天麻钩藤饮。

七、降压合剂二

穿破石、丹参、豨莶草，这个方子用于治疗血脉不通导致的高血压。这是我一个草医朋友给我的方子，治疗血脉瘀滞有效。

如果心脏想把血输送出去却送不出去，外周阻力大，嘴唇发紫，体型很胖，低压很高，这时就要用活血化瘀的药，把瘀滞通开，比如用丹参、穿破石、豨莶草这个方子。

八、养筋汤

养筋汤（熟地黄、白芍、酸枣仁、麦冬、巴戟天）用于老年人膝关节退行性病变。肝肾不足的患者，指甲呈瓦楞状，膝关节疼痛、屈伸不利，就用养筋汤。这个方子吃 3 剂如果没效果，就是方不对症。如果对症，膝关节退行性病变吃 3 剂就好了，起效非常快。方中熟地黄补肾水；白芍养血柔肝；麦冬清肺热，促进肺气下行；巴戟天补肾；酸枣仁养血。方子的组成思想就是养血的药加补肾的药，再加柔筋的药。

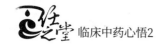

九、脂肪肝茶饮方

脂肪肝茶饮方：枸杞子、山楂、决明子、丹参。

脂肪肝是怎么得的？大家可能有一个误区，认为不吃动物脂肪就不会得脂肪肝。其实并不是这样的，体内脂肪代谢得好不好，与温度有关。举个例子，一边吃五花肉、回锅肉，一边喝冰啤酒，就可能血脂高。就像洗碗一样，如果装五花肉的碗，用热水洗就很好洗，但用凉水就不好洗。当血的温度低的时候，也就是血寒的时候，脂类在体内的代谢就会受到影响。如果摄入过多的脂肪，同时又有肝郁，没法释放出去，就会患脂肪肝，所以心情好的人不容易患脂肪肝。

曾经有一位患者找我看病，他的颈椎不舒服，整天都昏昏沉沉的。我摸他的脉说："你肝郁很厉害啊。"他说："是肝郁厉害，因为颈椎总治不好。"我说："你吃点护肝片就好了，头就不晕了。"他说："不会吧？"我说："你试试看吧。"他吃了一周护肝片之后过来找我，说："吃了护肝片，我的头果真不晕了。"

这个患者肝郁得很厉害，有中重度脂肪肝，摸脉的时候左关又粗又大，左寸摸不到，要怎么治？倘若不治肝而治左寸，治心，那么用再多的葛根，再多的丹参也没用。他左关郁，是脂肪肝导致的肝气升不上去。他吃了一瓶护肝片，只是让肝气的升发强一些，所以就感觉头晕好些了。治头晕，归根结底要考虑源头。我们治疗肝病的时候要上下考虑，下面的命门火，上面的肺，还要考虑肝和大肠。

脂肪肝茶饮方，方中每个药用 10 ~ 15 克或 25 克，煎汤代茶饮，经常喝一喝，可以降血脂。曾经有一些肥胖的患者来看病，问我脂肪肝、血脂高，有什么好的代茶饮的方子，我就把这个方子推荐给她们。枸杞子、山楂、决明子、丹参，四味药，喝两三个月都没事。

脂肪肝患者肝脏的细胞已经被大量脂肪占领了，脂肪占 1/3 以下是轻度脂肪肝，超过 2/3 是重度脂肪肝。肝细胞被脂肪占领，它的功能就差很多了。脂肪肝发展到最后会形成肝硬化，所以还是要引起重视的。预防脂肪肝首先心情要好，多吃温性的食物，吃动物脂肪之后不要吃凉的，水果要少吃。现在很多人吃完饭之后，会吃餐后水果，这是会引起疾病的。我建议大家吃完饭后都喝一杯茶。尤其是吃完烤鸭、烤肉之后，最好喝一杯茶。

很多人想，肝属木，水生木，木生火，肝病要补肾阴、补肾水，符合五行相生的规律。其实如果你站在更高的维度去看，会发现"肝为将军之官"，含义是很深的，治病的时候很多病都与这个有关。

例如，治感冒的时候就需要将军干活。因为肝气往上升，最终都在督脉汇集。肝气升不上去，督脉就没有能量，就没有抵抗外邪的力量。不要小看将军之官，很多病的治疗都需要肝来参与。想要打胜仗，必须要将军上战场。这个维度是比较高的。从低维度看，肝脏与其他脏腑都有关。肝与命门有什么关系？与肾阴有什么关系？与大肠有什么关系？与脾有什么关系？与肺有什么关系？与心有什么关系？把这些关系理清楚再用药，就清晰了。看似很复杂，其实不复杂。就像玩游戏一样，熟能生巧。

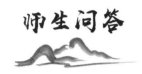

师生问答

❓ 学生问：近视要怎么保养？

老师答：近视就是阳气升不上去，可以多晒太阳，多晒后背。五脏六腑的精气，皆上注于目而为精。我们的视力好不好，取决于五脏六腑的精气上达的好不好。视力与肝有关，但是总体还是五脏六腑的精气上朝的影响。所以近视的人大多阳气不足，可以在课间操时多晒晒背。平时放假在家，也不要总在屋里写作业，要多出去晒一晒太阳，让后背的阳气恢复。我们做督脉灸，一次要不少钱，你晒背还不用花钱。如果是抑郁的、心情不好的人也一定要多晒背，让肝气升上去就好了。心气不足的，也可以晒晒背，补心火。

❓ 学生问：大怒之后，要如何处理？

老师答：如果是孩子惹你生气，你就想是亲生的，就不生气了。如果是老公跟你吵架，你就想是自己挑的，也不生气了。如果是父母惹你生气，你就想是生我的，也不会生气了。总之，就是要接受，不要对抗。

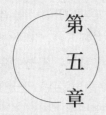

第
五
章

肾
与
膀
胱
用
药

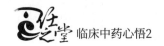

前面我们讲了心，"心者，君主之官也，神明出焉"。然后讲的是肺，"肺者，相傅之官，治节出焉"。相傅之官就是宰相。后面又讲到肝，"肝者，将军之官，谋虑出焉"。将军是打仗的，所以我们的抵抗力好不好，能不能战胜邪气，与肝有关。还讲了胆，"胆者，中正之官。决断出焉"。胆是主决断的中正之官。经常有患者过来看病，就在纠结：是在这边治治再说呢，还是回去，不行还是回家吧。回家吧不行，还是再治疗治疗吧。就这一件事磨蹭了三两分钟都定不了，没有决断力。这种人不用开药就知道他的胆囊不好。我们看到的表面是犹豫不决，没有决断力，但是如果在战场上，瞬息万变，稍微一犹豫就错过战机了。故凡十一脏取决于胆。这个胆的决断力差，很多事都做不成。没有决断力，其他十一脏都不知道怎样工作了。所以要当机立断，在心脏的指挥下，在肺的协同下把功能发挥好。

"膻中者，臣使之官，喜乐出焉"。如果膻中没有气或气不足，我们就没有喜乐，很抑郁。"脾胃者，仓廪之官，五味出焉"。就像前面讲的，脾胃是管粮草的。身体想长胖，想长壮，需要食物。粮草归脾胃所管，所以脾胃好才能长肉。脾胃不好，长不了肉。身体越壮实，脾胃越好。"大肠者，传导之官，变化出焉"。肝与大肠相别通。大肠传导糟粕，把精华吸收了，糟粕排出去。"小肠者，受盛之官，化物出焉"。

"肾者，作强之官，伎巧出焉"。这个作强之官，怎么理解？我常常带学生和患者去地里挖菜、除草、种辣椒。有些人干了半个小时，腰不酸，腿不软。有些人挖了几下，腰酸腿软，要赶紧坐下歇一会儿。所以只有肾好了以后，你才能干需要力量的活，腰板才硬，才有持续的力。当肾不好的时候，精不足，就没有持久力。

肾里分肾阴和肾阳，水火共同炼化成精。肾精储存在体内。当我们劳动或干活的时候，气的消耗会加强。这时候如果藏的精足，它就可以转变成气。如果精不足，体内的肾阴气化完之后，就没有能量源提供了。就像我们烧柴一样，肾阳、肾阴就相当于木柴，肾精就相当于煤。煤燃烧持续的时间长，火就旺；柴火烧一会儿就没劲儿了。很多人看着很壮实，干活的时候就那一下有劲，超不过10分钟就开始腰痛。

我们中医村有个学生，刚来的时候挖地，结果挖了三锄头就晕过去了，这说明什么？说明肾精不足，肾的作强功能就没办法实现。所以大家看看自己的持续力怎么样，就知道自己肾精足不足了。如果肾精不足，你可能上午坐半天诊，就腰酸腿痛、头晕眼花。如果肾精足，你可能坐半天诊还是精气十足。腰为肾之府。我们劈柴的时候，力量是从哪里发出来的？是从腰部发出来的对不对。劈柴要从腰部发力，这样的力量才持久。如果肾不好，腰部就没有力量，干活腰就软了。所以肾为作强之官，腰为肾之府。把这个理解之后，就明白了为什么要把肾精藏好了。如果同房过度、熬夜过度，或用脑过度，把体内的精透支了，那么感觉这个人虽然看着活蹦乱跳的，但是他精亏，所以干活没有持续力、工作也做不好，很容易虎头蛇尾。所以要重视肾藏精的问题。

很多人说肾虚以阳虚为主，也有的说以阴虚为主，究竟是阳虚还是阴虚？其实最主要的是精亏。不论是阴虚也好，还是阳虚也好，最终都是导致精亏。如果你同房过度、熬夜过度、用脑过度，就会透支肾精。如果肾精透支以后，人就呈现一个亚健康状态，一种虚的状态。

心主火，肾主水。这个水是从哪里来的呢？这个水不是我们喝进去的水，是从"天上"来的。地面上的水是从天上来的，肾的这个水也是从天上来的，是从肺来的。肺气往下敛降的时候，人体就把上面这个阳气转化为阴性物质走到下面去，金生水。下面这个水，在肾阴、肾阳的共同作用下，又能转化成肺气，上升到天上去。地气上为云，天气下为雨。因为这个水是从天上来的，云是从地上来的，它们相互转化，所以叫作云水互生。天上的云和地上的水，云水互生，在人体内叫金水相生。

怎么才能生水呢？动则生阳，静则生阴。当我们动的时候，阳气往上朝，往上走；当我们静下来的时候，气往回收，静则生阴。眼睛一睁开，五脏六腑之精气皆上注于目。只要你一睁开眼，五脏六腑的精气就开始往上朝了。眼睛一闭，气就往回收。肾主水，受五脏六腑之精气而藏之。很多患者说：我的身体不行了，虚得很，一动就心慌。我就会让他闭目养神，眼睛一闭，气开始往回收。气收下去了，肾就养好了。肝开窍于目，眼睛一睁，肝气往上升。子盗母气，是指肝气升发消耗肾水，眼睛一睁就把肾水消耗了。眼睛一闭，消耗减少，下面的气化减弱，整个气就往下收。

现代社会很多人睡眠不好，一是睡得晚，二是睡眠质量不高。有的人刷手机到一两点，或者看电视到半夜，这时候其实一直在盗用肾水。肝开窍于目，木扎根于肾水，所以一直在消耗肾水。动则生阳，静则生阴。睡着以后阳气才能收回来，由阳向阴转化。睡不着怎么生阴呢？所以说有时候失眠是个大病。很多人都有失眠的情况，所以大部分人都有阴虚。因为睡好之后才能养阴。觉都睡不好，怎么养阴呢。

动则生阳，静则生阴。睡觉时阳气向阴转化，就可以养阴。所以阳不入阴一定会阴分不足。阴不足会有什么表现呢？第一大便不好。因为肠道需要水分。肾司二便，如果肾阴不足的时候，肠道就会比较燥。小便是黄的，大便是燥的，排不出来。我发现有一个特点，只要是头脑很清静的，好好地睡一晚，早上大便就很通畅，也会神清气爽。如果你睡不着觉，阳气浮在上面，肾水得不到滋养，肠道是燥的，这时候大便就是干的。

大便和大脑都和肾有关。大肠属什么卦？属乾卦。我们的大脑也是乾卦。大肠是通天的，和大脑是相通的。有个词叫作脑满肠肥。我常常讲要想孩子脑子聪明，可以给他吃点猪大肠。老年人脑萎缩也可以多吃点猪大肠。这个猪大肠就能够养脑、补脑。你们可能觉得很滑稽。其实大肠的褶皱与大脑的沟回在形态上很相似，从象思维上是这样理解的，所以大脑和大肠都是乾卦。当大脑清静之后，阳气入阴，肾水得到补充，肠道就通畅了。

下面再看看我们的手，右手的手阳明大肠经是通天的。阴阳九针中有一种针法，叫"天一生水"，是在右手的商阳穴上扎一针，能够把肺气打开。因为我们右手寸脉浮取对应大肠，大肠属乾卦，是通天的。在右手商阳穴扎一针把气打开，气就能够收下去。在左手后溪附近扎一针，就能够补肾水。从肺把气调下来，滋补到肾里去。肾水亏虚有什么表现呢？因为睡眠不好，阳不入阴，会导致阴虚，舌上就有裂纹。很多人舌上有裂纹，因为大部分人都睡眠不好，阳不入阴，阳气浮在外面，没办法向阴分转化。

不是你喝杯水就能补阴性物质，喝的这个水和肾阴是两回事。你喝的这个水只有气化之后，被利用之后，才能转化为肾阴。如果喝的水没有被气化，没有被利用，那它只是浊水，还增加人体负荷。很多肝硬化、肝癌患者，晚期都有大量的腹腔积液，体内的水很多，但是他的舌苔是燥的，都是裂纹。喝了水，只有被人体利用之后，才能成为阴，不能被人体利用的就不能称为阴。在补阴时我们经常用熟地黄，先用熟地黄把舌上的裂纹补起来。

把肾阴肾阳养起来之后，阳开始往回收，因为阴能含阳。因为当肾阴虚的时候，虚阳会上越。把阴分补足之后，上面的虚火也就下去了。这是什么原理呢？把阴补好之后，下面的气化加强，水变成水蒸气，水蒸气到上面之后上面就不燥了，然后再变为水降下来。整个循环会加快。我曾经治过一位反酸的患者，西医诊断是胆汁反流性胃炎，可以说常规的治法都试过了。到我这里的时候，已经得病 8 年了，中药、西药都吃过了，切脉左手尺脉几乎摸不到，舌苔裂纹很重，可见阴虚得非常厉害。而且她长期失眠，阳不入阴，阴分不足，又有虚火外越。当时给她开的方子是金水六君煎，又因为她阳收不回去，所以我加重了熟地黄的用量，用到了 80 克。她喝完一剂药就不反酸了。因为下面把肾水补起来之后，虚火自然就收下去了，不会往上反了。所以大家不要小看熟地黄，张景岳的方子中熟地黄用的很多。

有很多人感冒之后一直好不了，体温徘徊在 37.5～38℃，一直不退。为什么不退热呢？因为他的正气没有能力把这个邪气驱赶出去，始终处于正邪相争的状态。上午的时候阳气正足，气上升，但是没出汗，到中午还没出汗，下午太阳一落就又憋回去了。出不了汗，表解不了，就一直反复。怎么办呢？因为下面肾阴虚，气化不了，所以用熟地黄搭配肉桂、附子，加强气化，让它蒸腾起来，推出去了，表一解，病就好了。有的人感冒拖了很久都没好，天天就感觉凉飕飕的，就是不舒服。表证一直解不了，就是下面差了这股气儿。发热消耗大量的肾水，肾水消耗之后，就要把这个水补起来。小儿也是一样的，小儿发热，要喝点芝麻水。芝麻能补肾水，肾水补起来后，气化加强，推上去表一解，就可以了。

肾主水，水从天上来。这个水亏虚的时候，会导致五脏阴分不足，表现为舌苔上有裂纹。因为胃气一降十二经脉皆降，既然都降不下去，那么胃气就是往上反。经常遇到这种人，摸脉的时候右手是个甲字脉。凡是右手脉上亢的，一定金不生水，也一定左尺不足，肾虚腰酸。很多患者来的时候说自己腰酸很严重。我给他扎天一生水：右手商阳穴扎一针，左手后溪穴扎一针。两针扎下去腰立刻就不酸了，比吃六味地黄丸快多了。扎天一生水是直接把阳气向阴转化，到左尺下面，腰立刻就舒服了。很多患者会关心扎完针管多久呢？不睡觉就不行，睡觉好了，这个病就不犯了，如果再熬夜，火又冲上去了。

肾为作强之官。肾者主水。肾藏精。肾精是很宝贵的，不是简单的蛋白质就能解释的。这个精除了生殖之精，还有骨髓之精。它是水火共同炼化的精华物质，所以是非常宝贵的。

头就是大的骨头，里边的脑髓就是精。所以肾精充足的时候，脑髓充实；肾精不足的时候，脑髓是不充实的。肾虚之人，他的记忆力会减退，反应迟钝，动作也没力气。当表现为反应迟钝时，头部 CT 检查会发现大脑沟回增宽、加深，呈现脑萎缩的表现。当肾精亏虚的时候，还会表现为骨质疏松。所以判断一个人肾精亏不亏，不需要去摸脉，直接做个骨密度检测就知道了。如果有严重的骨质疏松，这个人的肾精一定不足。骨头里面是藏精的，如果骨质疏松，那么肾精一定不足。家里老人如果有骨质疏松的，一定要给他把肾精补起来，补好肾可能症状就消失了。

精有什么作用呢？精非常重要，它是生长能量的储备。我们在遇到大的事情的时候，或患重大疾病的时候，要调动这些能量去应对突发事件。就像放在银行里的存款一样，当出现重大事件的时候，就需要去银行取款。有人说存款有没有无所谓，每天有吃有喝的，挣多少花多少，那么你可能应付不了突发事件。这个肾精储存的越足，我们应对这些突发事件的能力就越强。

肾精很亏虚的人，可能得个感冒就不行了。因为肾精不足，吃不下饭，得不到后天水谷精微的补充，体内储备的能量也不足。这时候怎么能打胜仗，可能一个感冒小命就呜呼了。很多老人平时好好地，突然得了感冒就过世了。这是因为他储存的能量不足，应付不了这个感冒。所以我们要想长寿，就要把精养好。你说我想活 100 岁，那要先去测个骨密度，看你有没有骨密度疏松。如果你有骨质疏松，那么长寿就是空谈。

肿瘤患者，如果同时也有骨质疏松，那么他的病就很难治。因为患肿瘤之后，身体会消耗大量的肾精，转化成气，转化成水火，来帮助机体把肿瘤消灭。如果他本身骨质疏松，肾精不足，那么就更加无力抵抗肿瘤了。我判断一个肿瘤患者好不好治，通常是看他的肾精足不足。也就是看他储存的能量够不够。如果储存的能量够，那么这个仗可以打。我们摸脉的时候可以摸这个太溪脉，假如太溪脉摸不到，就是肾气不足。还可以看肚脐上，也就是神阙穴，这里如果是圆揪揪，说明精足、气足，就好治些。如果你肚脐瘪成一条缝，或者是平的，都说明气不足，就不好治。打仗要有武器，没有能量储备，国力不强，这个仗怎么打？身体和疾病做斗争也是一样的。

肾主骨，骨病要从肾治。家里的老人骨折之后要吃什么呀？要熬点猪骨汤喝。记得小时候我弟弟很调皮，小腿摔骨折了。我父亲就买了一个猪腿骨，煲汤给他喝，喝一段时间就好了。几天前我就碰到一位患者，手骨折了，做了手术用钢板固定，对线对位都很好，手也能动，就是不长骨痂。为什么不长骨痂呢？因为他肾虚，骨折之后还同房，还在熬夜，这时候愈合就很难。我们要用一些补肾的药物，再加上续筋接骨的药和活血的药。所以我们的骨头和肾有关。

心是属火的，肾是属水的。心火浮在上面，肾水存在下面。金水相生和心火有什么关系呢？就是要心肾相交。什么是心肾相交？心火下移，往下传的时候，能够把命门的火补起来，把下面的寒散掉。下面的寒经过气化之后往上朝，心火就不亢了。所以心脏的热量可以传到下面，再把下面的水搬上来。

太阳照射地面的水，使其变为水蒸气升到天上。太阳就像一个搬运工一样，把水搬到天上。心火可以促进下面肾阴的气化。很多人肾虚腰酸，不舒服，脚凉。凡是脚凉的人，都可以去跑跑步，运动一下，让心率稍微加快一点，那么在跑完步之后脚一定是热的，因为运动的时候心率加快，心脏向全身辐射的能量就加快。

从西医角度讲也很有意思。心脏就像一个泵，把血射到血管里。肾脏里有很多肾小球。肾小球是由毛细血管构成的血管球，是负责过滤的。心脏把血射入肾脏，经过肾小球的过滤之后又重新流回心脏。如果心脏收缩没有力量，舒张的时候压力不足，小血管不是很通畅，肾小球的灌注是不足的。这时候摸脉，左寸心脉很弱，心气不足，心阳虚，心脏跳动无力，也没有力气把血射出去，所以四肢末梢都是凉的。这时候他的指甲也没有月牙，肾也寒。直接吃补肾的药不行，只有让心脏的热量灌注到肾，整个肾脏的循环才会加快。

很多肾病要从心脏治，若心脏收缩没有力量，就无法给肾脏提供营养丰富的血液。当心气虚寒的时候，失眠是不好治的，所以我在治失眠的时候喜欢用一些红参来补心气，再加一些补肾精的药。只有在心脏好了之后，跳动有力之后，心火才能把肾寒散掉，才能完成水火既济。肾脏的肾小球血液灌注充足，代谢加快，才能把尿里的肌酐、尿酸、垃圾排出去。如果肾小球血液灌注不足，那么血里面的尿酸、肌酐怎么排出去呢？很多晚期肾脏病的患者，好多都是死于心力衰竭。因为肾脏功能衰竭的时候，肾小球灌注不进去，末梢循环都差了。代偿性的，心脏就用力收缩，为了增加肾小球灌注，结果弄得心力衰竭。所以治疗肾病，不要认为是炎症就用清热的药，结果反而加重心阳的损伤，导致心脏收缩乏力。这是饮鸩止渴，只有暂时之效。

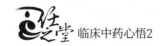

金对应肺，水对应肾，金木相生。冬虫夏草可以交通肺肾，促进肾气往上升来补肺金，促进肺气往下敛来补肾水。完成地气上为云，天气下为雨，云水交换。如果心肾不交，心火亢于上，肾水亏于下，这时候就用交泰丸。其中黄连治疗心火亢，肉桂补肾阳。黄连配肉桂就是交泰丸的核心。平时保健用什么食疗方呢？用茶叶配盐。少量茶叶就能清心火，盐可以补肾火。所以茶叶配盐就能交通心肾，就相当于交泰丸。凡是舌尖红、舌苔白，上热下寒的，睡眠不好的，心火亢盛的，大脑意念多的，就用茶叶放点盐泡水喝。茶叶用红茶也好，绿茶也好，煮完之后放点盐进去，稍微带点咸味就可以交通心肾。

茶可以清心火，如果思虑过度、用脑过度，静不下来，喝点茶有好处。很多西医所谓的炎症，也就是血脉不畅，气郁所化之火，都可以用茶把热清掉。这个大家可能不太理解，其实可以把茶当成最普通的抗生素。比如身上长个火疖子用茶叶水洗洗就好了，或者头上长个疮用茶叶水洗洗也好了。绿茶可以疏散、清热、解毒，可以当作清热解毒的药或清心火的药。所以茶叶喝多了容易伤心阳。如果心气虚寒，脸色发白，手脚冰凉，就不要喝茶，越喝越寒。除了一些炮制过的肉桂、水仙之类的岩茶外，其余大部分的茶都是苦寒的，喝多了会让你的手脚越来越凉。

一、腰湿四药

腰为肾之府，很多人在腰部受寒或受湿之后会疼痛。肾主水，脾主湿。体内的湿是脾的管辖范围。水和湿不一样。我们喝的水在体内被利用之后，才能由阴转阳。就像水进入细胞里面以后才能被利用，如果它进入不了里面就运化不了。所以当体内湿气重的时候，要从脾治而不是从肾治。

白术、茯苓、干姜、甘草，这四味药组成的方剂叫肾着汤。肾着之病，古人描述其腰重如带五千钱，很沉。说明湿气重，用白术、茯苓健脾，干姜温脾，把腰部的湿气化开的同时又利水健脾。寒湿腰痛的患者可以用。如果说更简单的方法，可以经常吃肉桂，也可以解决腰部寒湿的问题。肉桂是辛味的，能补命门之火、补脾阳；还有甘味，可以补脾；它还是红色的，可以强心，加速体内血液的运行。

农民工如果在干活的时候把衣服淋湿了，寒湿久了导致腰痛，就可以把肉桂磨成细粉，然后用黄酒冲服，每次服 1 克就可以了。这个小方治疗寒湿腰痛和瘀血腰痛都可以，而且药简力宏、见效迅速，还便宜，很适合体力劳动者。

二、腰椎间盘突出三药

腰椎间盘突出是西医病名。很多患者腰痛，西医认为是腰椎间盘突出引起的，但其实有的腰痛和腰椎间盘突出相关性不大。为什么这么说呢？因为很多患者做 CT 检查显示腰椎间盘突出的不是很严重，但是却痛得很厉害。基本上老年人都或多或少有腰椎间盘突出，但是腰突和腰痛没有必然联系。腰突在神经受压之后才会疼痛，如果不压迫神经一般不会疼。那么腰痛了怎么办？腰痛与腰部气血瘀滞有关，与寒有关，与肾虚有关。

我们治疗腰痛的时候，考虑的不是腰椎间盘突出的问题，而是把周围的经脉疏通。举个例子，腰椎间盘突出的患者疼得很厉害，就拍委中穴，拍出痧。左边腰痛拍左侧委中，右边腰痛拍右侧委中，拍完之后疼痛立刻就缓解了。但是这时如果做 CT 检查，你会发现腰椎间盘突出并没有好转，但是疼痛却大大缓解了。我经常用这个方法，治了很多患者，一拍就有效。做按摩康复的医生，治疗腰椎间盘突出时也是首先拍委中，每次拍 10 分钟至半小时，腰痛就好了。这个方法是促进突出的腰椎周围的肌肉放松，气血疏通了，就舒服了。治疗腰椎间盘突出时不要只盯着突出。我的很多患者，来的时候腰痛得很厉害，扎完针就舒服多了。但我其实没有治疗他的突出，而是疏通他经络的气机，使局部气机流动顺畅了。

青风藤属藤类药，有疏通经络的作用，治疗腰部疼痛的效果很好。青风藤吃多了对身体有伤害，用药一般不超过七天。

黑豆可以补肾祛风除湿，还能消肿。因为腰部痛一定有不通。如果是腰椎间盘突出导致的神经根炎性水肿，可以用黑豆消肿，肿消了疼痛就能减轻了。

黄芪补气，能把肾气补起来。我们叫炼精化气，炼气化神，炼神还虚，炼虚合道，所以直接把气补起来之后腰部就有劲了。

黄芪开地府，防风开天门。黄芪把下面气机打开往上升，腰不好的人要重用黄芪，肾不好的也要重用黄芪。

以上三味药对腰椎间盘突出有效。当然这只是一个思路，比如腰部寒湿重，

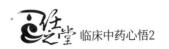

如带五千钱，用肾着汤的效果就比较好。如果腰部寒湿不重，是神经水肿引起的疼痛，用黄芪、青风藤、黑豆，然后再加杜仲、桑寄生、续断。这基本上是任之堂门诊治疗腰椎间盘突出常用的方子。

还有一个药——猪鞭，它不是补肾壮阳治疗阳痿早泄的，而是养神经的，能治疗坐骨神经痛。这是一位草医到菜市场逛偶然发现了猪鞭，回去研究了一下感觉它与神经有很多相似之处，于是把它加工一下之后，给坐骨神经痛的患者吃，发现效果很好。这位草医现在有八十岁了，他把毕生的经验写成了一本书，其中就有猪鞭治疗坐骨神经痛。如果是腰椎间盘突出压迫坐骨神经导致的疼痛，就可以用猪鞭。

三、一味马钱子治骨痹

马钱子治骨痹，如果得了强直性脊柱炎，腰部肌肉粘连、钙化，疼得很厉害，这时候可以用马钱子。马钱子这味药的效果非常好。马钱子这味药有大毒，使用时一定要注意防止中毒。马钱子的炮制很重要。如果要用马钱子，最好学一学怎么炮制。它是用水泡剥去皮，还要沙炒。马钱子炮制好了再用问题就不大。不仅可以止痛，治疗坐骨神经痛，而且可以消肿瘤。如果使用马钱子时没有掌握好剂量，中毒了怎么办？马钱子中毒的患者通常会手抖，这时候你就给他吃一勺白糖，立刻就不抖了，这也是我从一个草医那里学过来的。

为什么这么讲呢？有一位患者跟我说，他在一个摆地摊的医生那里弄了一些药粉，据说治疗肩周炎效果很好。这位患者回去吃一勺果然不疼了。他说我的肩膀疼了几个月，吃一勺这个就不疼了。我问："这个药苦吗？"他说："苦得很。"又问他："给你这个药的医生怎么说的？"他说医生说："吃了药如果手抖，就吃一勺白糖。"这一下就提醒了我，止痛效果这么好，吃多了还会手抖，抖的时候吃白糖可以解掉。我是搞中医的，想想能够让人手抖的中药不是马钱子就是蜈蚣，但是蜈蚣很腥，马钱子是极苦的，所以就这样偷学了一个技术。后来我在治疗腰痛、腿痛的时候就用马钱子，效果非常好。当然现在不敢用了，因为马钱子有很多不可操控的因素，没必要用毒性这么强的药。我曾经给一个腿痛的患者开过马钱子粉，让他冲服。这个患者早上、中午都忘了喝，晚上喝药的时候想着连同早上、中午都一起喝了，结果喝完以后腿抽搐得很厉害，把我吓得不行，立刻就给他吃两勺白糖，吃完一会儿就不抽了。马钱子的毒素会在体内蓄积。如果你吃了一段时间马钱子都没有中毒，但是可能到某一天突然就中毒了，就是因为之前喝的没有代谢掉。所以如果是必须使用马钱子的情况，可以试试间隔服药，不要连续服，而且药量不宜过大，每天用最多不要超过1克，还要炮制好把油去掉以后再用。它治疗疼痛的效果很好，可以促进关节周围的肌肉放松。张锡纯就用马钱子治腿脚不利索，疗关节痛。

四、耳鸣

耳鸣其实很不好治，下面讲讲耳鸣的治法。治疗耳鸣的小方有柴胡、香附、川芎、菟丝子。但是这些药喝下有没有效不一定，不是所有的人都有效。

我下面讲一个阴阳九针的针法。《阴阳九针》这本书是在2016年出版的，已经好几年了，现在我对针法又有了新的感悟。现在耳鸣扎针怎么治呢？我们一定要有象思维，手握拳对应头部，那么中指就对应头顶，尺侧像耳朵对应耳。所以当你右边耳朵不舒服的时候，在右手上扎针；如果你有偏头痛，痛得很厉害，在指间关节扎下去，一针下去就不疼了，有效率达到百分之九十以上。如果不会扎针怎么办？搓一下，手放在桌子上，用手搓一搓小指外侧，把关节搓热。我通过反复验证，这个地方针感非常强，一一对应，治疗效果非常好。所有的耳朵不舒服我们就琢磨这个地方。如果耳朵不舒服，扎一针后溪穴，用一寸的针扎，配合针刺小指外侧。什么意思呢？从远向近扎，相当于秋风扫叶，降胆火。阳气从后背升上来，把两侧胆火往下降。就这三针，升阳气，降浊火，开耳窍，可以治疗很多耳病，尤其是耳朵不通，感觉闷的，效果很好。

有一个耳石症患者，不舒服，眩晕。我们把对应的手一扎，又扎了列缺、印堂，患者就不晕了。耳石症很不好治，感觉晕晕乎乎，一动就晕。患者扎完针之后躺在床上一会再坐起来，坐起来后再躺下去一会儿，折腾了几次就不晕了。

五、藏精六药

藏精六药包括杜仲、桑寄生、续断、生龙骨、生牡蛎。

下面讲一下龙骨、牡蛎。肾主封藏，藏的时候上面的心火向下对肾火有

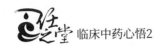

帮助。肺气往下降，对肾水有帮助。上焦肺气转变为肾水，心火向下补益命门之火，它们交叉下行。如果肾虚，封藏失司，那么水降不下来，火也降不下来，都飘在上面。龙骨可以把上面的火往下收，促进心火往下走。牡蛎可以促进肾水往下降。龙骨还可以在下面起到安魂定魄的作用，把上面的水火收下去。龙骨走右尺，牡蛎走左尺。如果右尺很弱，左寸偏亢，就重用龙骨；如果左尺不足，右寸亢，就重用牡蛎。

很多年轻人有遗精的问题。精满自溢，就像一个瓶子装满水之后，再装就会溢出来。精满了，再刺激它，它就溢出来了。为什么有的人又不溢呢？因为有的人体内湿气太重，当湿气重的时候就容易病，满溢出来的其实不是精液，是水液，很稀。真正的精液是很黏稠的，湿气重的人很多是水，三五天就装满，就会遗精一次，频率太高，怎么办呢？我们要做的不是堵，这样会把他憋死。曾经有一位遗精的患者，他先是在别处开方子，十几味药，全是收涩的药。煅龙骨、煅牡蛎、芡实、莲子、桑螵蛸，全是这类的药。这个患者喝完了之后，说确实不遗精了，但也不出汗，浑身难受，好像被绑住了，难受得很，所有的气都收住了。

见咳莫止咳，见痰不治痰，见血不止血，滑精不用涩，这是看病的基本原则。看到咳嗽一定不要用止咳药，强制用止咳药会出现闭门留寇，不好处理。看到出血的时候不能强制用止血的药，会有瘀血。有的女性患者月经量多，用了大量止血药之后，反而形成子宫肌瘤。本来没事儿的，强制止血之后，血止住了，但也把瘀血留在里面了，形成了子宫肌瘤。因为我们治病要求本，治病必求于本。

滑精莫用涩。遇到遗精的患者不能用大量收涩的药，要想他的病因是什么。如果是接触过多不良信息导致的，就要给他提供正能量，可以练习脑场！采用生命意识健身法，给他大脑"格式化"就好了。如果是脾虚湿气重的患者，就用白术、炒薏苡仁、芡实。白术可以健脾除湿，薏仁除湿，这两味药用完之后他下面的湿气就减少了，精不会很快就充满。白术把湿气去掉之后，再用芡实把它收敛一下，把精华物质固住。如果不用芡实，只用白术、茯苓，容易伤精，把阴液中精华的部分流失了，所以要一边收敛一边把湿气去掉。这个方子出自《傅青主男科》，是傅青主写的方子。这个方子治疗遗精的效果非常好。他认为遗精要从脾论治，而不是从肾论治。脾主统摄，出血、遗精都要健脾。

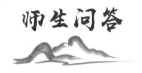师生问答

❓ 学生问：黄精和黄芪都是补气的，它们的区别是什么？

老师答：谁说黄精是补气的？大家都知道黄精是个好东西，甚至传言说：道士吃黄精可以成仙。事实上，如果吃黄精就能成仙，那么天下的神仙就一大把了。太白山有黄精，黄山有黄精，武当山有黄精，神农架有黄精，我们中医村也有黄精。我曾经挖到一个黄精，又粗又大，像盘龙一样有七八斤。我亲自蒸着吃了，也没有成仙。其实因为道士在深山里，一年四季都没什么吃的，能吃的东西很少。黄精长在那，一挖就有，甜甜的，也不用怎么烹调就可以吃，还有滋补作用。所以大家一定不要把它想得太神奇。黄精生着吃是甜的，有土腥味儿，有点麻口，吃着发黏，脆脆的，白色的，像莲藕一样，吃多了对脾胃不太好。黄精九蒸九晒之后，它的效果就大大增强了。

为什么黄精要九蒸九晒？黄精中有一种成分叫低聚果糖。低聚果糖对肠道非常好。因为肠道里有大量的益生菌，而低聚果糖是肠道益生菌最好的食物。还有哪些食物有低聚果糖呢？萝卜、白菜中都含有低聚果糖，只是含量少一些。我们吃萝卜的时候感觉脆脆的，跟黄精一样感觉很脆，是因为它有低聚果糖。含有低聚果糖成分的中药材有麦冬，它也是脆脆的，也含有这个成分。黄精通过九蒸九晒之后糖分转化了，在体内更加容易吸收。所以不经过九蒸九晒，那么它在体内的吸收就差一点。九蒸九晒之后，糖分转化了，不仅对肠道有好处，还有滋补作用。所以黄精九蒸九晒，补脾胃很好，补肾也很好。

黄精含有大量的水分，其本身就走肾，九蒸九晒之后还能补肾精。九制黄精、九制何首乌、九制熟地黄，都能补肾精，尤其是九制熟地黄。生地黄挖出来也是脆脆的，跟黄精一样，它们都含有相同的成分。

熟地黄九蒸九晒之后很甜，黄精九蒸九晒之后也很甜，因为转化成糖分了，吸收增加，补益增加，还补肾精。精很重要，把精补起来之后，人就舒服了，体力加强了，能耐劳了。那么什么植物中低聚果糖的含量高呢？洋姜！

黄精可以九蒸九晒。我的道家师傅把麦冬九蒸九晒。麦冬九蒸九晒之后非

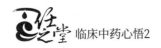

常甘甜。麦冬不九蒸九晒是不甜的，九蒸九晒之后非常甘甜，这时候就可以补肾、补脾胃、益气。在他的启发下，我试着把洋姜九蒸九晒，因为它的低聚果糖含量很高。洋姜九蒸九晒之后也很甜，也很好吃，颜色很漂亮，就像黄精一样。九制洋姜没有黄精甜得那么腻，像果脯一样。想减肥的，浑身没力气的，吃九制洋姜可以补气、通便，而且不长肉，挺好。所以黄精、洋姜、麦冬、熟地黄，它们的成分中都有低聚果糖。感兴趣的可以试一试，先吃生的，再吃九蒸九晒的，会发现很大不同。

学生问：打呼噜有什么好的方法？

老师答：打呼噜的人可以试试喝淡盐水。有个小验方：弄些牵牛子，不要敲碎，整个吃，每次吃 10 ～ 15 个。牵牛子，能够降气化痰。打呼噜就是因为痰气瘀堵在上面了。牵牛子能慢慢往下降气，行气化痰，气顺了，打呼噜就好了。打呼噜的人，睡前要少喝酒。喝酒会加重打呼噜。因为酒是宣发的，会让痰气往上走。晚饭也要少吃，吃六成饱就行。长期打呼噜容易呼吸暂停，脑部缺氧。大脑是营养需求最大的器官。打呼噜的人，长期大脑缺氧，就会出现记忆力减退。

学生问：牵牛子会不会有毒？

老师答：吃 30 粒是不会中毒的。

学生问：小儿手足口病有什么好的方法？

老师答：小儿手足口病的表现是手心、脚心有红色的疱，很痒很痛，还有口腔溃疡，这怎么治呢？它其实就是湿毒导致的，所以要用清热的药、除湿的药、解毒的药。能够清热、除湿、解毒的药，就是薏苡仁呀！我第一次看到小孩得手足口病，就想找一味药既没有苦味，又能够解毒，还能够除湿消肿。于是我想到了薏苡仁。生薏苡仁煮出来的水没什么异味儿，几乎就是白开水。我给他开了三包薏苡仁，一共 90 克，让他代茶饮。结果孩子能喝下去，喝了 3 天就好了！后来一个学生说，他治疗这个病用马齿苋。马齿苋是酸的，能够往里收，也能解毒除湿。在此基础上，我就用马齿苋加生薏苡仁，两味药配合，治疗小儿手足口病，效果非常好。如果是 3 岁的小孩，一般用生薏苡仁 15 ~ 20 克，马齿苋 15 ~ 20 克，煎汤代茶饮，喝几天就好了。

> ② 学生问：带状疱疹的后遗症怎样治疗？

老师答：邪之所凑，其气必虚。带状疱疹的后遗症，归根结底是因为不通，不通就会神经痛。神经从哪里来？神经从后背脊柱向两侧传过来。督脉行后背正中，所以还是督脉的能量不足。我们治疗带状疱疹后遗症就是灸八髎穴。看看患者指甲上有没有月牙，如果没有月牙的，就灸八髎穴。把八髎灸完之后，整个督脉的能量提起来了，带状疱疹的后遗症好得就快了。因为督脉的能量提起来的时候，整个通道就打开了。

治疗带状疱疹有很多方法，但都离不开一个"火"字。带状疱疹是红色的水疱，但它不是热证，而是寒证。所以治疗带状疱疹都用火，比如火针，或用点燃的棉签烧。因为抵抗力差了，阳气不足了，才会得带状疱疹。抵抗力好，阳气足根本就不得带状疱疹。现在把阳气恢复了，气化加强了，病就好了。这个宏观思路要弄清楚。

我刚读大学的时候，教科书上写着龙胆泻肝汤能治带状疱疹。刚好一个亲戚得了带状疱疹，我就给他开了龙胆泻肝汤来喝。他喝了 3 天没有任何效果，反而越来越痛，后来是涂雄黄粉治好的。其实龙胆泻肝汤不适合治带状疱疹。带状疱疹不能作为热证来治。

> ② 学生问：老人便秘很多年，大便特别干，中药、西药吃了很多，始终不能根治，有什么好方法？

老师答：可以给他吃洋姜试试，每天吃 250 克鲜洋姜，连续吃 7 天，你试试看，肯定有效果。洋姜含有大量的低聚果糖，能滋养肠道益生菌。洋姜还能补肾水，通大便。大肠和脑都是乾卦，大便通了，睡眠也就好了。

下篇

能量四门与升降开阖用药法

　　我们要通过古中医的思维模式来进入道家思维，进而来讲中医的脉法、用药、治病。我们要了解古中医，就要了解古人的思维模式。

　　古代的天文学，讲求天人相应，它把恒星划分为三垣、四象、七大星区。垣是城墙的意思，紫薇垣象征皇宫，太微垣象征行政机构，天市垣象征繁华的街市。此三垣呈三角状排列，其外围布有四象，即东苍龙、西白虎、南朱雀、北玄武。东方的星象像一条青龙，西方的星象像一只白虎，南方的星象像一只大鸟，北方的星象像一只乌龟和蛇。地球围绕太阳公转，星象也随着季节转换，每到冬春之交苍龙显现，春夏之交朱雀上升，夏秋之交白虎露头，秋冬之交玄武升起。

　　每年农历二月二"龙抬头"，很多人去理发。想一想什么叫龙抬头呢？好像我们理发的时候自己的脑袋抬起来了，这是世俗的理解。龙抬头是指在二月初的晚上，天空中东方苍龙星象显现。三垣四象，二十八星宿构成四象，苍龙、白虎、朱雀、玄武构成动物的形状（星象的图案）。在二月初二的晚上，东方出现一个龙首，然后每天慢慢升起一点儿。龙抬头在古代非常重要，它为什么重要呢？因为龙抬头预示着春天的来临。中国古代是个农业大国，一年之计在于春，所以天上苍龙抬头时，就该为春耕做准备了。所以那时候的农民把龙抬头称为"龙抬头节"，认为是一个非常重要的节日，一年的希望从这天开始。

　　我们现在去理发，其实已经把"龙抬头"这个意思曲解了。大家可以去查查资料了解一下"二月二龙抬头"。这可以帮助我们了解古人的思维模式，有利于理解中医的青龙、白虎、朱雀、玄武，有利于理解《伤寒论》中的大青龙汤、小青龙汤、白虎汤、朱雀汤、玄武汤。如果没有这种思维模式，那么对这些古方的理解就会差一些。

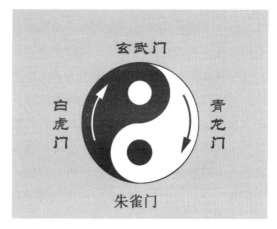

图1　四门图

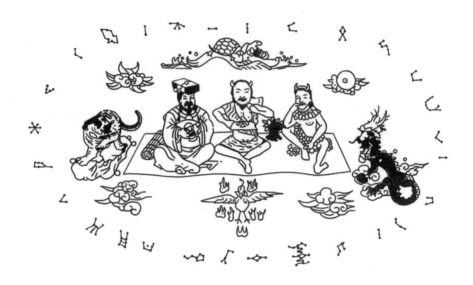

图 2　三皇、四神、二十八宿星图

在上面的星宿图中，人物的左边是条青龙，右边是只白虎，背后是乌龟和蛇（玄武），前面是朱雀。三皇即黄帝、伏羲和神农。我们看自己的左右手，左边对应青龙，右边对应白虎。图 1 中的四门叫青龙门、白虎门、朱雀门、玄武门。将这个图结合三皇、四神、二十八宿，就会发现思路非常清晰了。

给患者摸脉的时候，我们右手摸患者的左手，左手摸患者的右手。当我们看患者体内气机升降的时候，研究的是患者的左升右降，不是我们自己的左升右降。这其实是镜像原理，所以看着是反的，这一点需要记住。

这有什么意义呢？青龙门出现在春季，在冬春之交的晚上苍龙出现。青龙代表春天来临，代表生发之气，代表春。春夏之交，朱雀出现。朱雀代表的是夏天，代表夏。夏秋之交，白虎露头。白虎出现，代表的是秋，代表的是收。玄武代表的是藏，秋收冬藏。所以，青龙、白虎、朱雀、玄武，这四大星宿，它们在天空依次出现后，就对应出现春、夏、秋、冬四季变化。这个青龙、白虎、朱雀、玄武四象、四神兽，对应四季。所以说，古人通过天象的变化来确定是哪个季节来临。

这与中医有什么关系呢？我们人体内肝、心、脾、肺、肾五脏，通俗来讲肝对应春天，心对应夏天，肺对应秋天，肾对应冬天。我们说春生、夏长、秋收、冬藏，春天代表生发之气，夏天代表火热之气，秋天代表收敛之气，冬天代表封藏之气。用这种思路理解的时候，我们与古中医的思路接近了。

人体是个小宇宙，外面是个大宇宙。我们人体看似是个有形的肉体，其实这个有形的肉体背后是团气。《医宗金鉴·太虚理气天地阴阳歌》中有段话是这样说的："从形究气曰阴阳，即气观理曰太极。"就是说要从有形的肉体去探究背后的气，从气的角度去观察研究气的运行模式，也就是太极。我们有形的肉体背后这团气，它是以太极的模式运行的。

所以，春夏秋冬四季的变化，可以影响我们体内气道的变化。因为不是肉体在变，肉体是不会变的，左胳膊永远是左胳膊，右手永远是右手，鼻子永远在面部的中央，不会到处跑。我们肉体不会随着四季节气的变化而变化，但是我们肉体背后那团气会随着春夏秋冬四季的更替而变化。春生、夏长、秋收、冬藏，藏的是我们那股气，气的生、气的长、气的收、气的藏。气会带着我们体内的气血津液运行变化。所以明白这个道理之后，才能明白无形决定有形。我们体内无形的气载着我们有形的肉体里面的有形物质在运行。无形决定有形，无形的气又与身体外面的大宇宙息息相关。

我们治病时调的是背后这股无形的气，而它与外面的大宇宙相通。那么，这有什么好处呢？就是我们有时候可以借时令或节气来治病，就是说处方有时开的是时空，开的是能量，方药就是在调体内的升降开阖。如果你知道大自然节气的变化、气的变化，以及它们升降开阖的规律，就会发现，我们体内很多气，很多病自然就好了。你要利用好大自然的气、宇宙的能量。

我们把图 1 又叫人体宇宙太极脉象导航图。为什么这么说呢？人体就是一个小宇宙，外面是个大宇宙。所以，我们既然研究人体这股气，那么这个气就没有五脏六腑，它的运行模式就是太极。我们研究这个人就是研究这个太极。

为什么叫人体宇宙太极脉象导航图呢？我们把左手右手放在两侧，就是用太极的运行模式来研究人体的运行模式。大家摸脉时都会用到诊脉垫，我们任之堂的诊脉垫就是按照青龙、白虎、朱雀、玄武这个四门来设计的，看起来非常简单，但是寓意非常深刻。诊脉时，这个诊脉垫会用，你就会开方用药了。

我们在前面讲过气的升降开阖会形成甲、由、申、凸、凹几种格局，那么左手寸大于尺，是个甲字脉；如果寸和尺都很弱，关部偏大，就是申字脉；如果寸小，关尺大，上虚下实，就是由字脉；如果六脉偏浮，沉取无力，就是凸字脉；如果六脉偏沉，浮取不到，就是凹字脉。甲、由、申、凸、凹五字脉就可以放到人体宇宙太极脉象导航图上面去。

青龙门主升发，对应左关，与春气相通。所以如果左关脉郁得很厉害，就是肝郁，在春天来的时候，它自然会疏通，会好一些。白虎门主收敛，对应右关，与秋气相通。双寸和双尺，左关和右关，我们叫四正位。双尺脉对应玄武门，与冬气相通，主收藏。双寸脉对应朱雀门，与夏气相通，主发散。

大家可能会说，左寸对应心，右寸对应肺，那么肺不是主秋天吗？这个在古中医上还不太一样。就是说白虎门主收敛，右寸对应肺，浮取时是手阳明大肠经，沉取时是手太阴肺经，右关是足阳明胃经，右寸和右关都是阳明之气为主，是往下收的。

肺主宣发和肃降，心主发散，左寸和右寸都有宣发作用，都可以主表。但同时右寸又有收敛作用，正气要收下去与右关的白虎门有关。所以摸右手脉时，只要右关偏大，不论右寸如何，都是收敛不足。

当你用古中医思维摸脉的时候，一搭上去，就没有心、肝、脾、肺、肾五脏了，只有升降开阖。左关是升，双寸是开，右关是收，双尺是藏。

我们已经没有五脏的概念了，因为你现在研究太极图，"从形究气曰阴阳"，它已经推到气的层面去了。"即气观理曰太极"，研究气的开阖，不是研究脏腑的开阖。这个开阖属于地球上任何生命体。我们讲的维度比五脏的维度要高一点，就是摸脉时已经没有五脏的概念了，只是探究气的升降开阖状态。

如果左手是申字脉，左关郁滞，就是升发不足；如果右关很大，就是收敛不及，收不回去；如果双寸不足，就是升发不足；如果双寸都亢，双甲脉，就是升发太过。如果双尺沉细弱，就是收藏不足。

不能把维度搞混了，不要把高低维度混在一起。我们谈高维度的升降开阖就是谈气的升降开阖。我们调气，就不针对五脏调了。青龙、白虎调升降，青龙主升，白虎主降。青龙主气开，白虎主气降，一升一降。朱雀、玄武调开阖，双寸主开，布入体表是朱雀的功能。朱雀属火，火是布散全身的，青龙配上朱雀，是升和开，布入体表。因为有了青龙的升、朱雀的开，才能完成阳化气。白虎、玄武一收一藏，相互协同。有了白虎的收、玄武的藏，就完成了阴成形的工作。

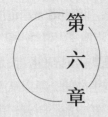

第六章

升降开阖用药法

升降是建立在上下基础上的，开阖是建立在内外基础上的。从中央向四周叫开，从四周向中央叫阖。所以谈升降一定是上下关系，谈开阖一定是内外关系。这个怎么理解呢？比如我们现在站在中国，气往上走叫上，气往下走叫下，上下叫升降。但假如把地球放在我们面前，我们的脚是朝向地心的，头是远离地心的。美国人他们的头也是远离地心的，脚也是朝向地心的。所以从整个地球的角度看，地球上所有人，他们都是背离地心叫开，朝向地心叫阖。宇宙中就没有升降，只有开阖。从当下局部看，是有升降的，但从整个宇宙看只有内外关系，没有上下关系。内外就是开阖，这个道理一定要明白。

比如说脾主升清，又说脾主四肢。既然脾主升清，为什么又主四肢呢？所以这个要搞清楚。这是站在不同的维度来说的，如果不理解就糊涂了。升降是建立在上下的基础上的，向上为升，向下为降。开阖是建立在内外基础上的，向内为阖，向外为开。

比如我们吃发汗的药或感冒药，是升还是开呢？我们感冒时浑身发热，不仅头上出汗，脚上也出汗。它是从中央向四周开的，所以这个开出去就出汗了。后天之气以升降为用。因为地球的引力作用，人在出生后，处处以上下论，头在上，脚在下。

后天之气以升降为用，先天之气以开阖为用。

小孩子没有出生以前为先天，出生以后为后天。在出生之前，他靠脐带供血，向四周输送，动脉血进入心脏后向四周辐射出去为开，静脉血收回来为阖，然后再回到母体。开→阖→开→阖，所以小孩子在母亲肚子里是以脐带为中心进行开阖的。出生以后，他只要站着，在地球引力的作用下都要往下走。所以先天之气以开阖为用，后天之气以升降为用。

调升降，就是调后天之气；调开阖，就是调先天之气。如果气开得太过，体内真气就布入体表。现在很多人是甲字脉，因为思虑过度，真气就布于体表，精华物质都散到体表去了。散到体表之后皮肤表面非常敏感，就很怕扎针，因为非常疼。气都布到体表去了，所以甲字脉的气是散于外的。

治病的时候，小病调升降，大病调开阖。小病通过调升降就可以把后天气机调一下，例如用逍遥散、四逆散，疏肝健脾、疏肝和胃。把这些调好后，气一顺就好了。大病调开阖，是说当真气遍布体表，内在空虚的时候这个人就不行了，所以要通过调开阖把气收回来，收回来之后身体才能扭转乾坤。所以小病调升降，大病调开阖。

很多癌症患者往往是用神太过，内在的精外散，真气外散，没法气化体内的有形物质。所以要调癌症一定要补肾，一定要调气机的开阖。这个开阖调不好，就要出问题了。

我最近在看赵绍琴老先生论治肾病的书。他治蛋白尿、肌酐高等肾病时的用药方式是属于温病学派的。赵老用大量风药，荆芥、防风、川芎、柴胡、羌活、独活来治肾病。很多急性肾炎、慢性肾炎，因为阳气郁在下焦、郁在里面，而阳气郁在里面就会化热，会伤及肾小球、肾小管。怎么把阳气疏散出来呢？他用风药，因为风药能够升阳、解表。很多肾炎患者的背部都有寒，要解表。风药能解表，能让体内郁滞之气由内向外发散。

大家想一想，发散的时候，阳气向上到头部，向下到四肢。风药的疏泄作用，可以促进排小便、大便。为什么风药可以促进排大便呢？因为风药可以促进疏泄，让体内的气从中央向四周释放、疏泄出去。所以肝主疏泄，风药促进肝气升发。很多肾病患者有便秘，吃了风药之后，大便很顺畅，小便也很顺畅，就是因为风药把气从中央向四周疏散，把郁滞通开了。所以赵老用风药治疑难肾病有非常好的效果。

如果摸脉时你们发现患者脉很沉，说明阳气郁滞在里面。我们摸脉时候就要推筋着骨，这是凹字脉。凹字脉的患者很多都容易患癌症。所以脉越沉的患者，要把脉从里面调出来要用风药。风药就有这个作用——疏泄（散）作用。所以不要小看荆芥、防风、薄荷、川芎这类药，用好之后可以化腐朽为神奇。

小病调升降，大病调开阖，为什么赵绍琴用风药来治肾病、癌症疼痛？疼痛就是不通，就是气憋在里面，有郁滞。用风药促进阳气的宣发，促进开，把郁滞打开。

我的道家师父用荆芥配大黄加五苓散治疗肾炎水肿和便秘。他用的荆芥量很大，常用 30 ～ 50 克，再配上大黄和五苓散。荆芥配大黄治便秘效果非常好，尤其是对于阳气郁滞的情况，用荆芥就会宣通，就会开出去，大便就通了。我们认为肝气是从下往上升的，其实肝气升不一定往上升，还往下走，就像树一样。一棵健康的树，除了往上长树叶外，它的根系也往下扎，是两头疏泄。

树根能往下扎，能够疏泄；树叶往上长，能够宣发，是上下双向走的。肝位于中焦，足厥阴肝经上到头顶下到脚趾，上下宣通。这个要理解透，不理解透，我们学得就很糊涂。我们平时摸脉，总感觉左手的申字脉、甲字脉、由字脉拿捏不准，其实准不准不是非常重要，最主要的是掌握左手是主升的，右手是主降的，这两句话一定要明白并记住。

你不能说左手好像是个由字脉，那我用平肝的药、收敛的药？右手好像是个由字脉，用升提的药？永远要记住左升右降的总原则。青龙、白虎这个气是旋转的。我们头上那个旋，也是旋转的。人体内的中气，是阴阳相对旋转上去的，所以左升右降，这个气是旋转的。我们要掌握这个旋转的规律。如果说左手是个甲字脉，还能用柴胡吗？也可以用柴胡，但要把右手的气降下去之后再用，形成一个循环。就是把左手尺根部补起来了，转起来了就无所谓了，只要推动这个循环转起来就好办了，这就是道家思维。

一、小柴胡汤

小柴胡汤，即柴胡配半夏、黄芩。基本上所有人都适合吃小柴胡汤，没有报道说喝小柴胡汤中毒了的。小柴胡颗粒基本上所有人都适合喝。《伤寒论》中张仲景的很多方子都符合道的法则。当符合道的时候，就可以促进气机升降开阖，而按照这个运行模式，是吃不坏的，若对症都能吃得好。桂枝汤就是调和营卫、强壮身体的。就像我们在餐馆吃菜一样，流传很久的菜，比如说番茄炒蛋、韭菜炒鸡蛋、酸菜鱼，这些经典的菜，一般人吃了都不会有问题。所以我们要把道理弄清楚，不论是汤药还是菜，只要符合气机的升降规律，符合道行，就可以流传很广。

这个太极阴阳脉象导航图，可以指导我们用药。青龙、白虎、朱雀、玄武四门代表升降收藏，在每一门配药的时候，就可以促进气旋转起来。

二、柴胡配大黄

《神农本草经》记载，柴胡能够推陈出新，大黄也能够推陈出新。柴胡辛凉解表，是散的，是从中央往四周辐射的，它能够将肝气往上升。所以当我们用小剂量柴胡的时候，可以促进气机往上升，往上走，到头部去。当用大剂量柴胡的时候，它从中央往四周散，"哗"地就散开了。比如补中益气汤中有柴胡，升陷汤中有柴胡，但用的剂量都很小。还有治疗痔疮的乙字汤也用柴胡，剂量也都很小，3克、5克、6克，不超过10克，因为小剂量柴胡能促进阳气往上升。

当我们用大剂量柴胡时，它能把体内郁滞的邪气散出去，通过毛孔出汗，把汗排出去，就是推陈出新了。当我们皮肤被浊水、浊液堵住的时候，会患湿疹、牛皮癣、皮肤色素沉着或粗糙，可以通过这个柴胡把浊气开出去，会出很臭很黏的汗，就是浊、沉。吃完之后，里面在辛味作用下排出来，推陈出新，这个新的东西就濡养皮肤，皮肤就很有光泽。清阳发腠理，柴胡就可以促进清阳发腠理，开出去。

大黄走阳明，走消化道，能促进大便排出去，这也是推陈出新。如果大便排不出去，肠道吸收就差。就像马桶一样，下水管堵住了，就走不下去了。所以有一些肠梗阻的患者非常痛苦，为什么痛苦呢？因为下面的肠道堵住了，上面的东西下不去，水也喝不下去。这时候人吃不下，拉不出，水谷精微、能量没法续上去濡养身体。大黄能把肠道通开然后泻出去，这样整个消化道就有进有出，是以泻为补。

柴胡配大黄，这两味药好像很简单，但搭配起来非常好用。治疗胰腺炎，很多人用大柴胡汤，其中就用柴胡配大黄。平时如果大便不是很好，口苦、咽干，身上很紧，就用柴胡配大黄，既能够开，也能够阖，直接调了开阖。这两味搭配，可以解决很多问题。这就是道家思路谈的升降开阖用药。

你如果认为生大黄吃了会有副作用，出现腹痛、腹泻，就把大黄用水先泡一泡，泡软泡透之后，蒸半小时左右，不要蒸太久，蒸熟了捞出来放太阳下晒，晒干之后大黄就变成黑色了。这时候的大黄就没有生大黄那么刺激肠胃，既有泻下的作用，药性又很平和。这种平和的大黄，可以促进脾的运化。脾虚大便排不出，推不动。熟大黄可以促进排便，对身体伤害很小。生大黄刺激肠胃，所以出现腹痛、腹泻。熟大黄更柔和（平和）一些，因为它蒸的时候，通过水火共制使药性更加平和。任之堂中医门诊部基本上都是用熟大黄，很少用生大黄。

熟大黄用到20克都可以，患者吃了很舒服。生大黄有时候用6克或8克，就会出现腹泻、肠绞痛，患者受不了。有时候我在网上给人看病，开的是熟大黄，结果患者没抓到熟大黄，就配个生大黄，患者吃了就腹痛、腹泻。所以一定要吃熟大黄，这也是因为肠胃弱，不耐攻伐，只能缓攻。

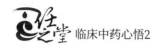

三、柴胡配半夏

前面讲过柴胡是散的，半夏引阳入阴，半夏到夏至的时候，它的苗就枯了。还有一个天葵子，也是躲夏天。到了夏至，天葵子、半夏的苗都枯了，要藏着；到秋天的时候，又开始发芽。半夏躲夏天，能引阳入阴；柴胡是从阴到阳。一个是开，一个是阖。

四、荆芥配大黄

荆芥是风药，用量大的时候，它发挥的是从里到表开的作用。大黄通阳明，是个泻的过程。所以荆芥配大黄可以改善很多问题。只要是左寸不足，右寸也不足，却有便秘，就是肠道开的功能差，开不出去，也阖不回来。患者常表现为不能正常汗出、大便黏腻、五心烦热，这时候就用荆芥配大黄解表清里。荆芥吃完之后身上出汗，大黄吃完之后大便通畅。

有一个中成药叫防风通圣丸，能解表清里。俗话说"有病没病防风通圣"。我们现在的很多城里人，因为没有干过体力活，或体力活干得太少，体内阳气没法正常输布和发散，所以会出现表闭的情况。

因为干活太少，思虑太过，思虑伤脾，很多人出现肠道蠕动减慢，大便排出不畅。防风通圣丸对于高血压、荨麻疹、皮肤色斑、口苦、记忆力减退的患者都有好处。防风通圣丸和荆芥配大黄是一个道理，所以当我们明白了这个道理，就可以自由调配药物组成。我们不用荆芥配大黄，用白酒可以吗？用大黄泡白酒喝，白酒能开，大黄能泄，一开一阖，对身体非常好。所以白酒泡大黄，经常少量喝点，对血脂高、血黏稠度高、大便黏稠的人都有好处。

五、荆芥配川牛膝

荆芥是升阳的，解表的，往上散的；川牛膝是引阴性物质下行的。阴性物质包括津、液、水，川牛膝能把津、液、水往下输送。很多医生治疗咳嗽用化痰的药、止咳的药，其实重用川牛膝就能止咳。川牛膝能把肺部的阴性物质引下去，荆芥能解表。川牛膝是管右侧的，走右路。只要右脉偏大，右手关部偏粗、偏滑、偏濡，体内有水湿、痰液，黏黏糊糊的物质降不下去，用川牛膝引血下行、引液下行、引津下行，就往下走了。

新冠导致的"白肺"，可以用川牛膝打开通道往下排。用川牛膝可以引气往下走，引津液往下走，阴成形，可以促进阖的功能。川牛膝引气往下去后对肾虚有好处。川牛膝能补肾，能治很多病。我们现代的人思虑太过，气阖不回去，就用川牛膝促进它阖。川牛膝没有巴戟天、肉苁蓉的补肾效果好，因为它是间接补肾的，不是直接补肾的。它是把通道打开，让体内的气往下走，让肺气往下走来补肾。

六、薏苡仁配荆芥

荆芥是散的。假如体内有水湿瘀滞，腹部肥胖，要想把肠道浊气利出去，就用荆芥配大黄。大黄是走阳明，走肠道，推浊气。但如果有水湿，就要通过三焦从小便排出去。荆芥把阳开出来，升阳散阳，有提壶揭盖之义。薏苡仁能健脾利湿，让体内水湿通过小便排出去。这就是宏观的思路，荆芥是开是散，薏苡仁是排出去。这两味药搭配很简单，但是如果用得好，就能解决大问题。

曾经有位老太太，体重180多斤，她找到我说要减肥，听说薏苡仁既可除湿又可减肥，就买了20斤。回去后每天用薏苡仁熬水喝，喝完小便变多了。后来发现这味药寒凉，就放了点大葱进去，结果喝完不停地放屁，还微微出汗。这样既发汗又排气，小便也很顺畅，体重减了20多斤。这个老太虽然没用薏苡仁和荆芥，但她掌握了开阖的方法，小便多了，阳气开出去，整个人气机就通透。很多人气机开不出来，是因为湿阻气机，就是湿邪阻碍了阳气的运行。湿阻阳气，用荆芥可以升阳、散阳，用薏苡仁除湿、利小便，这就叫湿热分消。

七、白芍配川芎

四物汤里有四味药，即熟地黄、当归、白芍、川芎。药分动和静，熟地黄是静药，吃下去之后它静静地往下走，往肾上走。当归偏静，吃下去后慢慢地往肝上走，养肝血。白芍和川芎偏动一些。白芍吃下去后，从前胸向下，通过三焦网膜到腹部，再到肝脏，全部疏通往下走，促进阴成形。川芎是行气药，能行血中之气。它的气味非常浓烈，很香很散，上达头目，下行血海，能把足厥阴肝经上下都疏通。

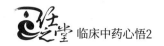

如果没有川芎，仅仅是白芍往肝上推能量，当归养肝血，熟地黄养肝血，这时候肝气就会郁滞。因为这些都是补益药，白芍往肝上走，当归往肝上走，熟地黄从下往上走，也往肝上走，那么大量的阴性物质聚于肝就会郁滞不通。川芎上下一走窜，肝血既能往上达头目，又能下达子宫、血海，使补而不滞。所以四物汤的灵魂是川芎，没有川芎，这个方子就有问题了，吃下去就不舒服了。就像炒菜，灵魂是盐，如果炒菜没有盐，这个菜就不香了。因为盐是咸的，咸能往下收，能促进身体封藏，能把食物的能量转化为精。

八、葛根配半夏

葛根也是开的，能疗肌解表。葛根和柴胡都是解肌发表的药。颈项或背部肌肉僵硬，需要解表、缓解肌肉僵硬，就用葛根。很多患者项背部肌肉僵硬时，阳气无法从督脉上升，只能从前面走，就会出现恶心、呕吐。所以只要是颈椎不好的人出现恶心、呕吐，就用葛根把后面的肌肉散开，让阳气往上升，前面再用半夏往下降，由阳入阴往下降。食管或胃里有黏痰、痰涎的，都可以用半夏。半夏就是化痰的，能把黏痰变为稀痰，然后排出去。

生半夏比法半夏好。治疗稀痰用半夏加生姜，一个开一个降。现在很多人胃的外面有伏梁气，有包块，这个包块其实跟痰湿有关，就像是我们吃的猪油一样黏黏糊糊的。三焦不通，既包括其内的血管不通，还有痰的壅滞。所以用半夏配生姜，就能把伏梁气消除。生姜是开，半夏是降。

葛根是把背部的气机打开，半夏是从前面降气，仅用两味药治疗颈椎病就很好了。如果只用葛根汤，或用防风、姜黄，散背部的寒、郁，通背部的经络，解背部的肌，同时很少有人能想到降前面的浊阴。阳随阴降，阴随阳升，阴阳是互相旋转的。如果阳气不升，阴气不降，在把后面扶起来的同时一定要把前面降下去。这就如同一个跷跷板，是此消彼长的关系。更通俗地讲，就是前病后治，后病前治，后面不舒服要从前面治。

九、生麦芽和炒麦芽

麦芽有升发之气，能够疏肝。生麦芽是个嫩苗，对应春天；麦芽炒过之后就会收敛，往下收，就没有升发之气了。炒麦芽能够消食、化积，促进肠道菌群繁殖。麦芽里面有能够促进淀粉转化为糖类的淀粉酶。我们吃的食物在没有完全消化前是半成品，这个时候将生麦芽、炒麦芽喝下去可以促进胃肠道的消化功能。麦芽里面的酶能水解消化道里面的食物。生麦芽配炒麦芽一个升一个降，调理中焦，对脾胃非常好。

我道家有个师父，他有一个方子是治疗肺水肿、胸腔积液的，就用生麦芽配炒麦芽，再加上丝瓜络。生麦芽 50 克，炒麦芽 50 克，丝瓜络 50 克，煎完代茶饮，就能把中焦打开。丝瓜络把三焦的水道打开，上面的水就往下排。如果你们身边有胸腔积液的患者，就给他用生麦芽、炒麦芽、丝瓜络试试，这三味药都非常平和，但药效还是很不错的。

十、酒制和醋制

酒是升的、发散的；醋是收敛的。所以酒是开的，醋是阖的。中医有味药叫香附，分为酒制和醋制。人体气机郁滞时会得很多病，香附就是通过调气来解决很多问题的。"香附为气病之总司，女科之主帅"。女人的病大都与气有关，男人的病大都与精亏有关。香附酒制之后，往上走。酒能发散，能将郁滞的气向外开，往上散。香附醋制之后向下收，把阴性物质打开。醋制和酒制一开一阖，一味香附就能把郁滞的气全部打开，这样就不会得很多疾病了。所以如果有兴趣，可以弄点香附，一部分酒制，一部分醋制，弄好后将两者混匀，磨成细粉，做成药丸子，当保健品吃。这味药对气的升降开阖很有帮助。

人体宇宙太极脉象导航图，让我们放下对五脏六腑的执着。当我们心中还有五脏六腑时，就没办法心存一气，而一气能化生万物。整个宇宙都是由气来推动的，人也是。当我们站在气的角度去看问题的时候，就没有五脏六腑了。当我们从气的角度去看问题，所有人就都是一样的，植物体内也是一气。所以从一气的角度去探究，就不要考虑五脏六腑了。从一气的角度去考虑升降开阖，就能解决很多问题，非常简单。我在门诊看病时，大多都是从一气的角度去调升降开阖。用药的时候，就是考虑如何带动体内气机的升降开阖。

从五脏六腑推到阴阳，从阴阳推到一气的升降开阖，又涉及与宇宙的同步，与地球的自转同步，与天上的星宿、四门相对。所以摸脉的时候，如果患者左关瘀滞，我们就应该想到二月初二龙抬头以后，他的病就会好转，这是天人相应。

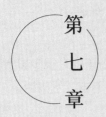

第七章

玄武门用药法

为方便大家理解，我们把古中医中切脉、辨证、用药等内容归为四门。青龙对应左关，朱雀对应双寸，白虎对应右关，玄武对应双尺。

从图腾来看，玄武是乌龟和蛇，是阴阳的结合体，包括肾阴和肾阳。再细分则有肾阴虚、肾阳虚、肾阴阳两虚（肾精虚）。目前临床中有很多患者精亏，左尺非常沉细，很细涩，右尺也很细涩。他们经常体力不支，不耐劳，一动就出虚汗。中药教材中没有补精这块的药，有阴阳平补的药，既补阴又补阳。所以肾精虚可以归纳为既是肾阴虚又是肾阳虚，要把概念弄清楚。

下面主要讲左手尺脉。单独把它列出来谈的时候，我们要有一个整体观。整个人是一个太极，从形究气曰阴阳，即气观理曰太极。整个人无形之气是一个太极，有四门——青龙、白虎、朱雀、玄武，有升降，有开阖。把左尺单独提取出来，也要从形究气曰阴阳，即气观理曰太极。左尺也有升降开阖，局部即是整体。局部是整体的浓缩，要有这个意识。比如治肝病，如果没有局部的升降开阖，就会陷入一个怪圈。

肾脏，西医讲有肾动脉、肾静脉，动脉进去，静脉出来，也有进出；有过滤，有重吸收，过滤和吸收是一开一阖，这是最粗浅的阴阳。如果说肾小球过滤是开，肾小管重吸收就是阖。体内肌酐、尿素氮比较高，排不出去，是因为肾小球滤过能力差，这个滤过能力代表开的过程，也就是开的能力差了。慢性肾炎蛋白尿是肾小管重吸收的功能差，如果收不回来就说明阖的功能差了。它自身也是一个小的太极，也有升降开阖，有进有出。非出入，则无以生长壮老已；非升降，则无以生长化收藏。升降出入，一日不可废，一时不可废。

每一个局部都有升降开阖，这样理解的时候，思路就会更清晰一些。不仅是肾脏，我们每一个细胞都有开阖，开的时候细胞里面的浊气排出去，阖的时候把外面的能量收进来，一开一阖就是吐故纳新的过程。一个细胞也在升降开阖，也在吐故纳新。一个肾脏，也在升降开阖，也在吐故纳新。从这个角度看的时候，无处不太极，其小无内，其大无外。

肾首先是主水的，左尺代表肾阴。肾阴虚的脉象是什么呢？浮为阳，沉为阴，左尺应该稍微偏沉一些。如果沉取的时候摸着非常弱，或者摸不到，说明阴分不足。如果浮取有，沉取没有，说明阴虚偏阳亢。

左尺脉是属阴的，理应偏沉一点才对，如果沉取摸得很弱，或者摸不到，表示阴分不足。阴分不足有什么症状呢？因为肾主水，所有脏器的阴性物质都靠肾阴来提供。比如患者口干得很厉害，是因为下面肾水不足，不能上朝。那么阳虚呢？阳虚是肾不能气化，上不去了。不论是阴虚或阳虚的口干，都与肾有关。鼻子干，是肺里有热，如果肾水不亏肺不会那么热，因为肾水能上潮润肺。肝火重，眼睛干涩，是缺乏阴性物质，与肾水也有关。肾属水，肝主疏泄，脾主运化，心属火，明白这些之后，就知道根在什么地方了。

我曾经治过一位慢性胃炎的患者，他长期早起刷牙恶心、咽喉不适、反酸、胃不舒服、口里没味。浊气上升，胃气不降。找了很多人治，抑制胃酸的、降胃气的、疏肝和胃的，反正各种药都吃了，就是好不了。我问他这个病治了多久？患者说治了好多年了，具体年数也不好说。摸脉发现他左尺脉几乎摸不到，是空的，浮取稍微能摸到，但是下面是空的，就像葱管一样；右手寸脉浮取偏亢，右关脉偏大。整个右路降不下去，气浮在上面。气浮在上面降火不行吗？有句话叫滋水涵木，肾水养起来后就能涵养肝木。肝木如果没有水分，就会疏泄太过。肾水不足，胃阴也不足。胃是喜湿恶躁的，舌苔有裂纹说明胃里阴液不足。在养胃阴的时候，一定要想到这个阴的根本在肾。当时我给他开了金水六君煎，用了 60 克熟地黄。在那以前我很少用大剂量的熟地黄。现在我用熟地黄经常用 90 克。有的人问："熟地黄用那么多，不会滞胃、碍胃吗？"不会碍胃。熟地黄 60 克，分三次喝，一次 20 克，也不多。这个患者第二天早上跟我说："哎呀！您的药太灵了！我每天晚上反酸，胃气往上泛，没法睡觉，难受得很。昨天晚上睡觉我就喝了一杯药，睡了个好觉，一觉睡到天亮，觉得非常舒服。"

一、熟地黄

经云：清阳发腠理，浊阴走五脏；清阳实四肢，浊阴归六腑。浊阴是养五脏六腑的。火神派的短板是一直强调阳主阴从，强调阳的重要性，但其实阴也非常重要。朱丹溪就非常重视养阴。如果我们想把左尺这一块弄透彻，可以反复研究朱丹溪的用药思路。朱丹溪非常注重养阴。还有张景岳，也称张熟地，他处方中用熟地黄非常多。

很多时候我们说熟地黄是滋腻的，感冒不能用熟地黄。感冒了，发热，正邪相争，用熟地黄会腻邪气！

其实正相反，感冒了反而要用熟地黄，为什么呢？因为感冒发热太过，而人体产热会消耗体内的水分、阴性物质。阴性物质消耗之后会出现口干。这时候去找西医，到医院输液。中医说不能吃熟地黄，西医却输盐水。盐是走肾的，是补肾水的。盐水就能把细胞外的水带到细胞里面去。发热的时候细胞会脱水，是瘪的，生理盐水能进入细胞里面，要把水补全。

中医不敢补水，结果西医输液补水。如果所有人补盐水之后都不舒服，那医院早就关门了。水补足后会加快人体的气化，人体命门火被调动起来，火烧得很旺。烧得很旺的火把阴性物质气化，阳气蒸上去，再推出去解表，就是这个过程。这时候如果外邪不解，阳气往外推，正邪相争厉害，就会出现高热，人体会不断产生气，如果肾阴不足，下面肾火烧得再旺，锅里没水，都烧干了，也没有气。很多人感冒发热，口干口苦，火烧火燎。这时候是吃苦寒的药还是补水呢？西医说感冒发热的时候多喝点白开水。其实多喝点淡盐水就好得快。如果吃不下饭，喝点糖盐水也可以。

阴阳九针义诊中心有一位学员，在新冠疫情的时候到河南我师傅那儿帮忙，结果发热，体温到了39℃，退不下来，就给我打电话。我说要补阴，让她熬了90克熟地黄喝，喝下去当天晚上热就退了。

书上写着外感不能用熟地黄，有些医家没有深入思考就全盘接收。学中医一定要深入思考，有自己的真知灼见，不能人云亦云。我对熟地黄深有体悟，希望你们能够好好理解熟地黄。

熟地黄又称地髓，精华物质才叫髓。地髓是什么意思呢？地黄种在土地中，能把土地的精华全部吸收进来。地髓是补脾胃的。它叫地黄，不是地白，也不叫地黑。因为黄色对应脾胃，地黄是调脾胃的，是土中之精华。地黄九蒸九晒，蒸熟之后吃，不碍脾胃，还补脾胃。地黄九制后变黑入肾，蒸完后往肾上走，能够补肾水，往下收。九蒸九晒的地黄黑如漆，补肾非常好，这样的熟地黄能益精填髓。

现在很多人骨髓是空的。长期熬夜、同房过度都会透支身体。透支身体具体上透支的什么东西呢？是透支了你的阴，透支了你的阳，透支有形物质，透支髓和精。长期熬夜，人会骨质疏松；长期思虑过度，肾藏的精会消耗太过，也会骨质疏松；长期劳累太过，也会消耗精。

打太极也好，站桩也好，如果心不静，都在透支精。跑步、爬山、游泳、打篮球、打羽毛球，各种方法都试过，还是不健康，是因为所有活动都在透支你的肾精。如果头脑很清静，做什么事都能养精，促进气血流通，气从上收下去就能由阳转阴，益精填髓。

人活在世上，靠食物的养分充养身体，而更多时候我们的身体需要周围能量的加持。为什么常说道家修炼要到洞天别府去打坐，去修行，因为要接受宇宙中的能量。周围的能量进入体内，也会让身体健康一些。

肾除了靠后天食物滋养外，还有什么能补养它呢？金生水，肺金能生肾水，天一生水。肺在上面，上面水往下走就能补肾水。地面上的水是天上的云转化来的。如果长期不下雨，干旱，用自来水浇庄稼，再怎么浇收成都有限。同样的，我们身体里面风调雨顺，肺气往下走，就能够生肾水。当心静的时候，肺气往下走，自然就会生肾水，我们身体里就有大药。九制熟地黄从脾胃向肾走。清静的时候，肺气往下收，脾胃的浊阴往下走就补肾。

半夏都能补肾水。有人或许有疑问：半夏怎么能补肾水呢，半夏不是化痰的吗？不是降气化痰的吗？半夏是降气的，是引阳入阴的，是化痰的，都没错。但是清阳发腠理，浊阴走五脏；清阳实四肢，浊阴归六腑。肾主水，受五脏六腑之精气而藏之。五脏六腑的精气在半夏的作用下往下降到肾里藏起来。所以说半夏就能补肾。我们人活着需要接收宇宙的能量，同样肾脏要健康需要身体这个小宇宙的能量。

身体这个小宇宙的能量从上往下走，就是对肾脏的加持。人活在天地之间，是不是一样需要天地能量的加持呢？所以我们参悟了这个医理，就可以借人和自然的关系来取类比象，参悟肾及肾与五脏六腑之间的关系。这样参悟，取类比象，我们会感悟到更深的东西。

善补阳者，必于阴中求阳。善补阴者，必于阳中求阴。

要补肾阴，阳中求阴，从哪求呢，难道从肾阳求吗？不是的，是从上焦求。上为阳，下为阴。如果不好理解，就想想下雨的过程。有没有见过天天吐痰，吐到腰酸背痛的？因为精微物质都被吐出来了。补肾阴的时候可以直接补，也可以间接补。前面讲的熟地黄就是直接补，半夏从上往下收就是间接补。

二、补肾的三种思路

白果，也叫银杏果。银杏果是敛肺的，也能补肾。很多人肾虚、肺脉亢的时候就吃点白果，能够敛肺，往肾走，促进金生水。通过敛肺来补肾，这是肺往肾走。半夏是从中焦胃往肾走。还有生牡蛎也补肾，生蚝壳补肾阴，有收敛作用，虽然不是直接补肾阴，但能把五脏六腑的气往下收，收到左尺去补肾阴。

半夏从中焦往下走；白果从肺往下走到尺部；牡蛎直入尺部，把五脏六腑之气往下收，收到尺部。在《医学衷中参西录》中，张锡纯说龙骨、牡蛎为治痰之神品。为什么是治痰之神品呢？很多人讲牡蛎是咸寒的，因为咸寒，能够软坚所以能够化痰。因为龙骨、牡蛎把五脏六腑的气往下收，收到下面去，也就是所谓的浊阴往下走，转变为肾阴，养肾水，是把五脏六腑之阴都利用起来了。痰虽然没有从小便排出来，也没有吐出来，但在牡蛎的作用转化下都被利用起来了。

三、龙骨、牡蛎

龙骨引气达右尺，牡蛎引气达左尺。一个走左路，一个走右路，把上面的气都收下去了。现在很多人晚上睡不着觉，脑袋静不下来。吃了龙骨、牡蛎之后就能够安魂定魄。心藏神，肝藏魂，肺藏魄。牡蛎往下收，补肾水之后就能养肝。肝血养起来了，就能藏魂。为什么魂不安呢？因为肾水不足，肝阴不足，肝血不足，血不养魂。指甲上有瓦楞的，或者指甲很红的，说明肝血不足，肝阴不足，这样的人晚上睡觉就梦多。肺气往下收，浊阴往下走。浊阴往下走肺就没那么热了。因为中焦堵的时候，浊阴不往下走就出现肺热，有人称为虚火上冲。这只是个词汇，是个概念，但我们要有清晰的思路。浊阴降不下来，中焦堵住了，三焦都堵住了。痰先堵住了，然后上焦的热不能往下走，心肺也热。心肺热的时候，魄就到处游荡，定不住。脏腑里面太热了不行，没有阴性物质也不行，所以说龙骨、牡蛎能安魂定魄。

肾精血不足，才出现上实下虚。龙骨、牡蛎用完之后，可以改变上实下虚，让其能量重新分配，使上下平衡。从肾的角度，是借牡蛎来格物致知。牡蛎帮助肾恢复往下藏的功能。肾主水，受五脏六腑之精气藏之。因为有这个藏的过程，才能把气收回来。龙骨、牡蛎恢复了肾藏的功能。

现在反过来想一下，肾虚之后，虚火上冲，上实下虚。我们讲肾虚是因为金不生水导致的，可不可以这么说呢？确实是到了金不生水的格局。要从肾的角度说，是要向内求，因为肾虚精亏。

如果向外找是金不生水，是中焦胃堵住了，胃为肾之关；或是肝火太重，消耗肾水，子盗母气；或是心火太亢，心神不宁。这时候发现，肾亏是因为肝、心、肺、胃导致的，就更糊涂了。

那么怎么办呢？要让肾恢复藏的功能，向内求。肾是这样的，人也是这样的。现在很多人精亏，是因为接受不到宇宙的能量。为什么我们接收不到呢？并不是高能的能量不给我们，而是我们自己往回收的功能差了。

因为收的功能差了，开得太过，耗损太过，真气耗散太过。我们一直没有学会韬光养晦、养精蓄锐。不能韬光养晦、养精蓄锐，藏的功能就弱了。牡蛎能恢复肾藏的功能。不要小看牡蛎，把生牡蛎用好之后可以代替很多昂贵的药材。牡蛎很便宜，它就是生蚝的壳，但是这个壳可以促进肾藏的功能，把肾水养起来。有个中成药叫龙牡壮骨冲剂，其中龙就是龙骨、牡就是牡蛎，用来治疗小孩子发育迟缓、行走迟缓、骨骼痿软的。肾藏的功能不足，肾水不足，不能够壮骨。

牡蛎促进肾藏的功能，骨头就会硬起来。现在很多人熬夜之后腰酸背疼、阳痿早泄、记忆力减退、乏力、一动就出虚汗，都是因为肾藏的功能弱了。要恢复肾藏的功能，不是一定要用峻补的药。补是暂时的，藏的功能恢复以后，才是一劳永逸。

肾病蛋白尿的时候，患者吃得再好，给他吃鸡、鸭、鱼，蛋白质也都随着小便一起排出去了。用芡实、五倍子、牡蛎、莲子等收敛的药，把肾藏的功能恢复以后，蛋白尿少了，患者的体质很快就恢复了。不明白这道理，天天吃补肾的药也没用，要明白补肾就是为了肾藏的功能。新冠刚流行的时候，很多患者出现高热、咽喉肿痛。有一个中医在网上分享：用金樱子加乌梅、冰糖可以退热。很多人不理解为什么用金樱子能退热。因为金樱子就能恢复肾藏的功能。

四、墨旱莲、阿胶

浊阴走到下焦，走到肾上去，如果没有被转化成肾精，没有被藏起来，就容易形成水肿。这个时候肿的患者是不是一定阴分太过了？肿的患者也有阴虚的，比如肝癌、肝硬化腹水的患者和肾炎水肿的患者，在摸脉的时候，他们的左尺沉取是摸不到的，很弱的。既有水肿的情况，也有明显阴虚的情况。看舌苔的时候，可能有许多小裂纹，舌质偏红，非常红。肝硬化、肝癌的患者，很多舌质是很红的，阴虚得很厉害。这时候用藏的药，水排不出去，会加重水肿，而用利尿的药又伤阴，怎么办呢？

首先要气化，下焦的阴性物质要气化掉，所以有的时候肾炎水肿用真武汤。膀胱为州都之官，气化后小便才能排出去。用五苓散恢复膀胱的气化功能，气化后小便会排出去。

利水消肿一定能够养阴吗？气化之后恢复下面肾功能的时候，浊水有一部分向阴分转化，但是还要配合养阴的药。既要育阴，又要利水，这是一个难题。不难，肾病就好治了，肝腹水也好治了。往往腹水不好治，就是因为这个矛盾问题的存在。当用大量补阴药的时候水肿加重，而利尿的时候肾阴虚又加重。

有几味药可以解决这个问题。比如墨旱莲，它不是长在山顶上，而是长在山谷水边潮湿的环境中。手一掐叶子，汁水刚开始为淡绿色，一会儿慢慢变成墨绿色。因为在潮湿的环境下，它含有大量的水分，能够不被水淹死，就能利水。墨旱莲既能够滋阴又能够利水。这味药非常好用，尤其用于阴虚水肿的患者。猪苓汤中有阿胶，阿胶能补阴，也有利尿作用。很多肾病蛋白尿的患者，既有水肿又有阴虚的时候，就用阿胶。墨旱莲、阿胶，这两味药非常重要。

凡是生长在潮湿环境下或水中，兼有养阴作用的动植物，大多具有育阴利水功效。

五、泽兰、益母草

水就是血，血就是水。肿瘤患者多半会伴有血瘀。活血可以促进水的排泄，尤其是活血利尿药，对下焦水肿有非常大的好处。泽兰和益母草都生长在潮湿的环境下，尤其泽兰是长在水塘里面。我们中医村种了很多泽兰，一株泽兰能产生成千上万颗种子，种上几株之后，到处都是，繁殖非常快。泽兰和益母草的茎都是方形的，有棱角。泽兰开的是白花，益母草开的是红花；泽兰偏于走气分，益母草偏于走血分。左手体阴而用阳，左手心肝肾往上升。益母草可活血利尿，治疗肾病经常使用。

当遇到肾病水肿的患者，不知道用什么药时，就用黄芪、益母草、川芎。黄芪生长时根往下扎得很深，采摘时要往地下挖一米多深。它生长时要把地下的水往上吸，对应人体就能促进肾气往上升，能补肾气。大都听到黄芪就想到补肺气、脾气，其实黄芪首先走肾，能补肾气。道家说炼精化气，炼气还神，炼神还虚。黄芪生长的过程就是炼精化气的过程，它能够把下焦的气引向上，把气往上蒸。我的道家师傅反复讲：黄芪起地户，防风开天门。黄芪起地户就是把下焦打开，没有黄芪下焦打不开。防风是把背部打开往上升。很多肾病蛋白尿的患者，蛋白质大量流失，这是因为肾收摄封藏的力量不足。收藏是一种功能，听力、视力、嗅觉、味觉也是功能，当功能弱时说明支持这种功能的能量不足。就像灯泡亮需要电，没有电它不会亮。补肾的时候，需要黄芪恢复肾的功能，炼精化气，大量使用黄芪可减少对肾精的消耗。黄芪往上走可到达头部。我们用脑时会消耗肾精，而喝了黄芪水之后耗的就是黄芪的能量而不是肾精的能量了。喝了黄芪去跑步，耗的是黄芪的能量而不是肾精。

《医林改错》这本书中在论述脱肛时提到一个黄芪防风汤，是用大量黄芪配少量防风，治疗脱肛效果很好。有些痔疮或脱肛患者，黄芪至少用 100 克以上，防风用 6～8 克。大量黄芪走下焦，少量防风走上焦，开天门。黄芪地龙汤中也是用大量黄芪搭配地龙。

补肾不一定用熟地黄、墨旱莲、阿胶、玄参，还要考虑增强肾的收藏力，减少肾精的消耗，补气。气机开不出去，浊气就泄不出去，就会尿酸高、肌酐高；肾藏不住，就有蛋白尿。开也好，藏也好，都要有一股气来支撑。开阖都需要气，所以要重用黄芪。

六、女贞子、桑椹、淫羊藿

两尺脉都偏细，是精不足。女贞子、桑椹可以补肾阴，也可补肾精。女贞子与桑椹有什么差别呢？男用桑椹，女用女贞子。如果是肾阴肾精虚，女性患者用女贞子。

什么时候多见呢？女性更年期患者，肾精虚得厉害，这时就用女贞子、墨旱莲、淫羊藿这三味药。淫羊藿偏于走右尺，女贞子、墨旱莲偏于走左尺。两者合起来阴阳平补，既能补阴又能补阳，还能补精，对患者很好。女贞子、墨旱莲、淫羊藿，治疗女性更年期综合征有效，再加一些对症的药，如出汗加桑叶、地骨皮。

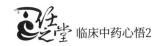

男性也有更年期，只是较女性要晚一些。肾精不足，肝肾不足，男性就用淫羊藿配桑椹。桑椹补肾阴，淫羊藿补肾精。淫羊藿有促进肾藏的作用，能让男性精子向精囊汇集，把精子储存起来。淫羊藿的叶子很光滑，像打了一层蜡，其本身的样子就有阖的能量。不像枇杷叶有很多毛，红花长了许多刺，淫羊藿是很低调的藏的作用。淫羊藿的叶子周边有很多锯齿，所以在藏之后还能把下焦的风、寒、湿散出去，非常难得。肾病可以用淫羊藿，是因为它能促进肾藏精，而它的刺有利于排邪气。淫羊藿在《神农本草经》中记载有治风湿痹痛的作用，既能够散寒，又能够藏精。

七、黄芪、益母草、川芎

川芎上达头部，下行血海，活血力量很强。从脉象来看，川芎走左关，能上达左寸，又能下达左尺。川芎的宣通和宣泄作用能促进肾的开。肌酐、尿素氮等排不出去，可以用川芎。黄芪、益母草、川芎治疗肾病水肿效果非常好。

肾水不足的时候会肝阳上亢，虚火上冲，所以在补肾水的时候既要补气养其真，又要泄其浊。左尺也是个小太极，有开有阖。在治左尺的时候，不要单纯的想到补肾阴，还要想到里面有开阖。而开阖功能，与气有关，要用黄芪。当今社会很多人都精亏，所以一定要学会用藏的药。牡蛎这味药很便宜，效果也非常好，可以多用。还有我们平时常见的莲子、芡实，也可以促进藏的功能。

肾不舒服还要考虑什么呢？金能生水。我们给患者吃点白果、半夏，再加点熟地黄，这个思路就不一样。其在考虑肾阴虚的同时还考虑到中焦不通畅，阳不入阴，又考虑上焦金不生水。还要考虑什么层面的问题呢？肝气太过的时候会盗肾水，所以在补肾的时候，适当佐点平肝的药，对肾阴有好处。有一个中成药叫明目地黄丸，看成分就知道，是在补肾的时候加点平肝的药，可以帮助补肾。因为肾水消耗太多的时候，肾阴不足，肝火偏亢，而越亢下面阴水越不足。这时候用清肝平肝的药，可以间接对肾起保护作用，进而减少肾阴消耗。从以上几个角度考虑问题，才能真正地把左尺养起来。

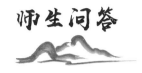

师生问答

? 学生问：半夏降的浊阴大多是痰饮废物呀，怎么能补肾呢？

老师答：从中医的角度讲，半夏降下来的浊阴都是痰饮。什么叫痰？我们吃的水谷精微，如果不能够被利用就成为痰。痰的本质是什么？我们吃的水谷精微，如果往下走就是营养物质。你看喝醉酒的人吐出来的全是黏黏糊糊的东西，这就是痰！所以身体里没有痰，只是浊阴。浊阴如果被利用，就是营养物质；如果不能被利用，就是杂质，会伤人。痰饮就是没有被运化的水谷精微。

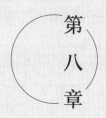

第八章

中医命门火衰的治疗

下面跟大家分享命门火衰的问题，也就是右尺脉下的相关问题。火重不重要呢？非常重要。我们能不能长寿，与下面这个火有非常大的关系。

因为整个人气化的源头就在下焦，就在右尺这一块。如果命门火衰，就是我们下丹田（道家称小腹为丹炉）的热量不足。这个丹炉没火，它就没法炼丹，没法炼化，也就没法转化为肾精。所以命门火衰的人，会伴随精亏，肾精不足，不耐劳，也无法延年益寿、抗重病。

通常会出现什么症状呢？因为下焦阳气不足之后，会出现下焦虚寒。女性表现为痛经、小腹冷痛、不孕、月经推后、月经量少，而且整个八髎区发凉、双下肢发凉。男性会出现下肢凉，而且精液也很凉（精液清冷）。有些男性的精液呈果冻状，因为温度比较低，就是下焦寒，命门火衰导致的。

阳化气，阴成形。当下焦阳气不足的时候，就会形成阴实证，因为没法气化。女性可能会出现子宫肌瘤，即西医的子宫腺肌病；男性可能会出现前列腺肥大（前列腺增生）。这些都是因为阳气不足，导致阴邪凝结而成了阴实证。

命门火衰后小腹的阳气不足，会导致小肠阳气不足。小肠受盛化物，阳气不足则化物功能减弱。小肠吸收功能差，所以食物中的营养成分不容易被吸收，就导致腹泻，长此以往就会形成脾肾阳虚。因为食物中的水谷精微吸收不了，体质就会差一些。

命门火衰之后，下焦阳气不足，会导致循环变差。心主血脉，下焦的血脉循环差，心的回收就会减弱一些。因为下焦气化，能促进血液回流。如果下焦阳虚，命门火衰，很多患者会患下肢静脉曲张、下肢水肿。

人体非常有意思，要活着，就必须维持一定的平衡。所以凡是下焦命门火衰的，就要心提供心火来补偿命门火。心脏就会跳得快一些，然后通过跳动产生热量，心火下移来补偿命门火。

我们看一下，凡是水滑苔，或舌根白，或手指甲没有月牙的人，他的舌尖就会很红，有的甚至舌尖呈草莓状。这是不是一定发生在成人？不一定，小孩子也有这种情况。你看凡是这个小孩的舌尖非常红的，他一定爱操心，踏实不了。

劳心使心跳加快，时间长了，心脏会受累。时间久了，心脏慢慢就代偿性肥大了。心脏刚开始会觉得没事儿，但是体内的水湿重，下焦命门火衰，长期心脏跳得快，十年或二十年后，这个心脏就开始增厚肥大。心脏肥大之后，心脏的瓣膜会关闭不全，慢慢开始出现心衰。所以命门火衰，最终是把心脏给累坏了。

如果是干体力活的人出现这种情况，他通过加快心跳，就可以把下焦的寒湿给排掉，会形成一个平衡，这是好的。如果是干脑力活的人，因为他不常动手，心脏跳得快，但是下面寒，就会导致上热下寒。上面热，下面寒，就是天地否卦，中焦就会产生伏梁气。

长期心脏跳动过快之后，因为它产热，会在肺里炼液成痰，形成肺结节。很多患者患有肺结节，你看他们的手指甲很多都没有月牙。

热长期浮在上焦会出现甲亢。心跳快，上焦的代谢快，会出现甲亢。甲亢也是身体在自救，它通过分泌激素使心跳加快、代谢加快，把体内的寒湿代谢掉，不然身体就会难受。所以甲亢也是命门火衰之后代偿性的结果。

如果一个人心跳不快，下焦命门火衰，上焦心脏跳动也不快不慢，就会非常累，因为寒湿重。很多抑郁症患者，都伴随着下焦的命门火衰。

很多胖人不想动，而如果不动，他的心脏跳动得不快，水湿就代谢不了。心藏神被阴邪包裹住了，心情就非常压抑，很郁闷。

要么奋斗，要么劳心，劳心劳力之后，心跳加快，能把下面阴邪给散开，这样身体就达到平衡。动一动，身体就舒服，越动越舒服。不动，就浑身难受。

命门火衰的人，越动越健康，越动越舒服，不动就难受得很，不动就成抑郁症了。但是动狠了心脏受不了，因为心脏是在做代偿性的工作。明白这个道理之后，你就会发现，这个命门火多么重要。如何判断命门之火衰不衰呢？我们十根手指，大拇指必须有月牙，食指、中指、无名指都需要有月牙，小指可以没有月牙。但如果大拇指都没有月牙，一定是命门火衰。大拇指有月牙，食指、中指、无名指没有，也是命门火衰。

这个格局不打破，会过得非常累。女性会月经推后、痛经、生育功能减退，男性则性功能减退。因为命门火衰，心脏跳得很累，累过头就懒得跳了，真的就是"疲于奔命"。

补命门火的思路有几个，其中一个是直接补命门之火，把火补起来之后，下焦气化之后，上焦心脏就不需要跳那么快了，自然而然就慢下来了。因为以前是代偿性跳动，为了产热，而现在不需要了，就慢下来了。所以说有些心率很快的，命门火衰的，下焦寒湿的人，用了附子和肉桂之后，心率就变慢了。

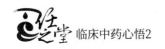

以前心率快，心慌心悸，有水滑苔，指甲没有月牙，当用了附子、肉桂之后，命门之火补起来了，下焦阴寒散开了，心率自然就慢下来了，心也不慌了。

一、硫黄

有些古籍上讲，命门之火又称龙雷之火。水高一尺，火高一丈。这个东西说的有没有道理呢？也有道理，其实它就是说下面寒气重。命门火衰之后，有这个代偿性的问题。我们把它说得通俗一点，在补火方面，直接补命门之火，最好的一味药补就是硫黄。"硫黄原是火中精"，它补命门之火是非常好的，比附子、肉桂还好。

硫黄又分为人工硫黄和天然硫黄。天然硫黄比人工硫黄好很多。人工硫黄也有效，但是天然硫黄更好。那么为什么硫黄能够补命门之火呢？你们看到火山爆发的时候，有很多岩浆喷发出来。岩浆就是地球的丹田之火，它喷出来的时候，会在火山口产生大量硫黄。人体命门火衰就是丹田火衰，下丹田没有火力，因此可以用硫黄治疗，同气相求。

这几年我一直在推广一个产品，叫火山石。我把火山石加工成玄石饼，用来外敷关元穴，补这个丹田火。我曾经做过实验，把火山石砸碎之后，放在火上烧，烧的时候会有刺鼻的硫黄味。火山石又叫火山蛋，它是随着地球火山岩浆喷发出来的，里面含有硫黄的成分。天然硫黄一次大概吃 0.5 克，吃下去之后，会发现下面的小肚子很暖和。有些人手指甲上没有月牙，呈淡紫色，吃附子、肉桂，或吃桂附地黄丸等温性药都没有用，就可以试试硫黄。我的一个患者吃附子 60 克、80 克，阴寒还是在。最后，给他吃 100 克，吃了两三个月，就好差不多了。硫黄对男性精寒、小便不利、前列腺肥大都有效。

如果下焦命门火衰，而上焦心脏跳动过快产热，这个热会扰人心神，导致脑袋静不下来。上热下寒，心神不宁，就容易患抑郁症或其他精神疾病。这时候要补命门之火，同时要镇心、安神、清心热。那么镇静、安神、清心热用什么药呢？用朱砂。

交泰丸用肉桂配黄连。黄连清心火，肉桂补命门火。如果是已经出现精神疾病的人，如一会儿焦虑，一会儿抑郁，就可以用朱砂。

朱砂是凉性的，能清心热、镇静安神。天然的朱砂是没有毒的。朱砂配上硫黄，就相当于交泰丸的升级版。交泰丸是黄连配肉桂，现在把肉桂换成硫黄，把黄连换成朱砂。

《神农本草经》中的药分为上、中、下三品。朱砂在《神农本草经》中属上品药,排第一位的。古时候修行的人,非常注重调神,因为调神能让心定下来。如果神不定,吃再多的药也没有用。所以必须用好的朱砂来镇静安神,清心热。好的天然硫黄和朱砂吃了之后,能够把命门之火补起来,把心神安定下来,脑袋静下来,成为坎离交媾。我自己配了硫黄朱砂胶囊吃,连续吃了7天,睡眠质量大大提高了,脚开始发热,非常舒适。当然现在有些人认为朱砂有毒,不能长期吃,这是对的,但其实天然朱砂的毒性很小。

二、蛇床子、补骨脂

在补命门之火的时候,有没有比硫黄平和的药呢?硫黄排第一位,是火中精。再往下走,附子补命门之火,能宣通十二经脉。因为当大家下面阳气不足时,阴气会充斥到十二经脉中去,要把它宣通开的时候,就需要附子,效果很好。

如果性功能减退,下焦阳虚,就要补阳,把命门之火补起来。还要把性功能恢复,就要选种子类的药物。种子类的药物有蛇床子、补骨脂。蛇床子补命门之火的效果非常好。很多人把它作为治疗妇科炎症的药,用来煎汤外洗。其实蛇床子补命门之火、燥湿、壮阳都非常好。补骨脂也是种子药,补命门之火的效果也很好。种子类的药能把能量往肾精上转化。蛇床子、补骨脂还能提高性欲,促进肾精转化。

三、淫羊藿、肉桂

淫羊藿能补肾精,还能补命门之火。肉桂是树皮。人的皮肤属肺,那么肉桂就能引上焦的火往下走,这个功效又称为引火归原。肉桂的皮能把热量往下收,收到根部去。

树长在天地之间,树叶能进行光合作用。那么太阳的能量会经过树皮收到树根。肉桂的树皮能把外面阳光的能量往树根上收,往树根上藏。

肉桂树的皮,有薄的皮,也有厚的皮,还有树根的皮。肉桂树根的皮向下能引火归原,封藏的效果更好一些。所以厚的皮相对好一些,太薄的皮往下收的力量弱一些。最好的肉桂的皮是树根上的皮,它的封藏功能非常好。

有一个美国的中医师，他也是家传中医，每年都回国内收购药材。交流时讲，他经常用肉桂树的根皮，认为它是精品中的精品。

肉桂皮有甜味和辛味，如果甜味大于辛味，甘能伏火，吃了就不上火，就好一些；如果辛味大于甜味，质量就差一些。所以买肉桂的时候，先在嘴里嚼一嚼，看它是不是很甜，只要甜味大于辛味，就是好肉桂。如果你不幸买到差的肉桂也好办，用点小米水泡一泡，泡胀之后，在电饭锅里铺一层小米再铺一层肉桂，反复几层，蒸一蒸。蒸的时候，肉桂的辛味就被蒸发了，就不怎么辣了。小米是补土的，所以它能把肉桂的土气补得更足一些，这样吃了也不上火。用小米蒸肉桂，蒸好之后，再阴干，干透后再磨成细粉，可以做成药丸，这样引火下行的力量很好。这是肉桂的妙用。

四、附子

附子补命门火，能宣通十二经脉，因为它走而不守。凡是走动的，窜动的，叫作走而不守。所以要用附子将能量守在下焦，是需要技巧的。

中医讲君火以明，相火以位。君火就是皇帝，就是心火。心脏把动脉血压出去，布散到全身。你看到的是布散出去的动脉血，其实它射出的是热量。所以说心脏的热量布散到全身，就是君火以明。相火以位，是说下焦的相火必须守住本位。附子吃下去之后是走窜的，会导致胃火往上窜，就会加重心火。

所以吃附子中毒会死人，导致死亡的原因就是心律失常、心衰。附子中毒之后就会出现心率加快，因为火往上窜。心脏跳得很快，会消耗心脏的阴血，而阴血不足的时候就会出现心悸、心律不齐，甚至出现心衰。心脏跳得很快，它的血管供血不足，心血不足，就会出现心衰，导致死亡。

要想把这个附子的毒性控制住，有两个方法：一是甘能伏火，就是用大量的甘草配附子，这样火被镇在下焦，就不往上窜了。甘能缓急，所以甘草吃下去，心脏跳得就没有那么快了。

甘能缓急、甘能伏火都是让附子的热量守在下焦。附子把下焦阴液气化后，气会往上升，所以稍微加一点走督脉的药、走背部的药，就能把能量往后面引，往上引，还不能往前面引。所以用附子的时候稍微加点防风。防风能解附子的毒，是因为它能把背部打开，然后引附子从背部升上去，这样就舒服了。也可以用砂仁来解附子毒，它能引气归肾、纳气归肾，就是把这中间的气往下收，往肾上收。

用附子的时候可以放点甘草、砂仁、防风。甘草把中焦伏住，砂仁把气往下收，防风把背部打开。能量往上走，往背部走了，人就没事了。

有人问：用肉桂蒸小米，要蒸多长时间？这要看肉桂的质量，如果肉桂质量好，就少蒸一会儿。如果质量很差，就多蒸一会儿。蒸完之后嚼一嚼，如果没那么辣了，就是蒸好了。如果还是很辣，可以多蒸会儿。蒸的时间长短，与肉桂的质量有直接关系。

下焦气化之后，在甘草伏火的作用下，在砂仁引气的作用下，在防风把背部打开的作用下，附子往后背走，让头部阳气充足，人就舒服了。

现在很多人都有后脑枕部发凉、背部发紧，所以只有把背部的气升起来，背部才能热起来。

五、小茴香

还有一味补命门火的药，就是小茴香。

小茴香看似非常简单，但我师傅经常讲"7粒小茴直入丹田"。当你感觉上热下寒的时候，就要把热量引到丹田上去，用肉桂、附子的时候，稍微加几粒小茴香，很有效。加入小茴香就可以把火引到下面去，这就是"7粒小茴直入丹田"。

小茴香是种子药，它能够引火到丹田，能够散子宫的寒，补命门中的火。当下焦命门火衰的时候，有些女性会出现盆腔积液、小腹胀。这时候就用一些小茴香熬水喝，喝完之后就能把命门火补起来了。小茴香有香味，是动药。小茴香可以用盐炒一下，盐炒后效果更好。当然生的也可以用。小茴香、蛇床子、补骨脂，都能补命门火。

六、紫石英

有的女性结婚很多年了，一直怀不了孕，就是因为丹田火力不足。紫石英和阳起石这两味药都能补阳，男用阳起石，女用紫石英。紫石英使用时要把它打碎，打碎之后先煎，效果好一些，可以治疗寒入子宫的不孕症。

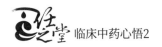

七、山楂

当命门火衰的时候，我们有没有能把上焦的心火引到下面的药呢？可以用山楂，它是红色的，像丹丸一样的红色，能够引心火下移丹田。而且山楂是酸味的，往下收，把心火引到丹田上去。下焦命门火衰的时候，心脏跳得快，但是心脏跳得快并不一定能把火引到丹田上去，它只是将热量辐射出去。如果能把心火引到丹田，其实下面的寒散得也快。很多小孩子，屁股凉，晚上起夜，或尿床，不想吃饭，或者消化功能差、吸收功能差，其实都与下焦命门火衰有关系。小孩子要多吃山楂，无论是口服液、山楂条、冰糖葫芦，这些都可以，有作用，都有利于补下焦命门火。山楂对治疗子宫肌瘤、痛经也有好处。

如果认为山楂只是一味消食的药，消肉食的药，这样理解就非常粗浅了。山楂其实能够把心火往下引，所以它能够促进血脉通畅，也就是说它活血化瘀的功效非常好！

鹿茸补命门火的原理是它能把下面的火引往督脉，往督脉上走。当背部寒的时候，心血不足的时候，用鹿茸很好，用鹿茸血也很好。如果大家能把这个山楂格透之后，会发现山楂有太多的妙用了。月经的时候肚子痛，弄点山楂熬水，兑点黄酒，一喝就好了。山楂兑黄酒暖子宫，效果非常好。

黄酒是往下走的，走少腹的。所以用山楂加上糯米发酵做成山楂黄酒，喝了非常舒服。如果用山楂泡酒，要用黄酒，补丹田的效果更好一些。还可以加一些陈皮化痰，把中焦打开。山楂、陈皮，加糯米、酒曲发酵，做成山楂陈皮酒，喝下去舒舒服服。大家平时自己可以用山楂、陈皮熬水，熬完之后兑点黄酒喝，也有效果。附子补火，但毕竟有毒性，所以要久煎，而且附子只是单纯地补，不滋阴，气是往上宣发的。但山楂是往下收的。

山楂还可以促进睡眠，因为它能把上焦心火往下收。硫黄是酸味的，酸温的。山楂也是酸温的，所以就像植物界的硫黄，补命门火的效果非常好。

八、胡椒

那么还有没有什么食材可以代替山楂呢？有的，就是胡椒。

胡椒，无论是白胡椒或是黑胡椒，都能够往下降，降到丹田上去，降到命门。所以下焦寒的、子宫寒的人，经常吃点胡椒有好处。河南的胡辣汤，吃起来辣辣的，能暖胃、暖小肠、暖丹田，非常舒服，它把整个气都收到下面去了。所以通过食疗就可以让命门火补起来。

九、吴茱萸

吴茱萸能够把上面的热收到下面，治疗上热下寒证很好。新鲜的吴茱萸属大辛之物。如果中焦被阴邪给填塞住了，热往上浮，用吴茱萸就能把阴气散开，往下降。有个"六陈歌"曰："枳壳陈皮并半夏，狼毒茱萸及麻黄。"

吴茱萸为什么越陈越好呢？陈了之后的吴茱萸辛散的力量就弱了，它往下走的力量就更加的纯粹了。大辛大热之物能够往下走的可以说很少很少，因为辛能发散向上走。大辛大热又能把热引向下走，直达命门、丹田的方向，这样的药吃下去就很舒服。如果你买的吴茱萸不是那种陈货而是鲜品怎么办？可以用开水冲洗一下，把吴茱萸像淘米一样冲刷几遍。将它的辛辣之气散掉，这时候再熬，它往下走就会醇厚一些，否则吃了会上火。

十、封髓丹

将火从人体中上焦收到下焦是王道。无论你用什么药，只要能把火收下去就是王道。将火往上调的时候就容易出问题。所以无论艾灸也好，推拿也好，都是要把上面的气引到下面，让气往下走。这叫引气归原，中医上称引火归原，否则火都弥散在外面，就是邪火。这些邪火发出来，就会长疖子、痔疮。

有个方子叫封髓丹，顾名思义，封髓就是把火封藏到骨髓里去。因为火外越的时候，真气会从骨头里面释放出去。就像火山爆发一样，这时候地球的岩浆都冲出来了。所以要把它的火封到下面去，收到下面去。

封髓丹中有黄柏、砂仁和甘草。黄柏是树皮，是苦寒的，所以它可以促进人体气机从肺往下收，从表往里收。有些人身上长湿疹、长疮，大多是因为火收不回去。火发散就会流水长疮，可以用黄柏往下收。为什么要用砂仁呢？砂仁引气归肾，也就是把气往下引到命门上去。往下收的时候，黄柏配砂仁就是一边清降一边收。砂仁是宣通的，可以把通道打开，通道打开之后黄柏降，再配上甘草把火伏住。

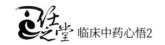

这样层层往下收，边收边伏，就把它藏到骨髓里了。

流行性感冒出现的时候，大部分人会有咽喉肿痛、发热、颈部不适。"冬不藏精，春必病温"。这种感冒是因为冬天经常熬夜，或者透支太过，肾精不足，春天受节气的影响导致虚火外浮，再加上受点薄寒，就形成寒包火的格局，就会出现感冒发热的症状了。

这种情况怎么办呢？要把火封藏到下面去，引虚火下行，再加上解表的药。网上很多人让我推荐一个治疗流行性感冒的方子。如果让我开方子，就是封髓丹加点苏叶。用苏叶来解薄寒，用封髓丹把虚火收到下面去，表里分消。

中医治感冒，喝几剂药就好了，不是什么大事，根本不值得去大折腾。火收回去就好了，是很简单的事情。

如果我们按照这个思路来看，流行性感冒其实没什么传染性。当气温突然降低，例如突然从20℃降到8℃。本来春季气机是往上升的，冬不藏精的人就收不住，往上浮，当寒气来的时候，如果外出不注意保暖，就容易感冒了。他们的发病情况往往被认为是流行性感冒，其实不是流行性感冒，就是受寒了，就是寒包火，再加上肾虚精亏，所以风寒就把火闭住了。

人体命门火衰之后，会有阴邪，而这个阴性物质和火是相对的。火一弱，阴邪就加重。所以我们摸脉的时候，如果右尺脉很沉紧，就说明命门火被阴邪封藏在里面了。我们右手尺脉是主火的，左手尺脉是主水的，是主肾阴的。所以左尺应该偏沉，右尺稍微偏浮。如果右尺脉很沉，很有力量，就是阴实，说明下焦的阳气不足，阴邪太重，把命门火封住了。这时候用利湿的药，比如冬瓜子、薏苡仁。冬瓜子、薏苡仁、滑石粉这些都能够利湿。苦参也能利水消肿，把阴邪排出去。阴邪排出去之后，阳气自然就恢复了。

治疗右尺沉有附子、小茴香、肉桂、硫黄几味药；如果有脾虚，湿气重，就加用冬瓜子、薏苡仁、茯苓这些除湿药，效果就更好一些。

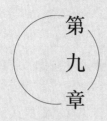

第九章

青龙门用药法上

青龙门对应人体气机升发这一块，属木气，对应左关脉，主升发，对应脏腑就是肝、胆。

左关从整体来看，对人体气机的影响以升为主。从局部来看，也就是单以左关作为研究对象，它有升降也有开阖。肝是主升的，胆是主降的。肝和胆一升一降，构成一个太极，构成一个开阖。

我们在研究左关的时候，要对肝和胆二者的关系有非常清晰的认识。不能只调左关的升，要综合考虑左关的升降问题。

从肝的升来看，我们要从以下几个角度考虑。

第一，是什么帮助肝升，就是说帮助它的是谁？五行相生相克，木、火、土、金、水，水生木，木生火，火生土，土生金，金生水，水生木。肝属木，生木的是谁？所以肾水能滋养肝木。当肝气升发不了，能量不足的时候，我们要从水找问题。

第二，肝升发要有制约，防止其升发太过。谁来制约它？生我者是谁，克我者是谁。肝属木，金克木，那么克木的是金。有金气的制约，肝气不至升发太过。如果没有金的制约，肝气升发太过，就藏不住能量。但肝必须要藏住，肝藏血。所以是水生肝木，金克肝木，促进藏血。

第三，木克土，但是土又反过来帮助肝的升发。肝气升发时土虽然算阻力。比如植物，首先它要从土里面钻出来，会受到阻力。木能疏土，它能把板结的土疏松。相克的两行之间也有能量的转换。树木的根系往下扎的时候，能够疏通土。种子的芽要萌发，也要疏土。所以不论木往上长，还是往下扎，都要疏土。对应人体，如果没有木气疏泄，脾胃功能就没法正常开展。肝气代表疏通，往上下，往左右，都属于疏通的过程。

简而言之，就是肝主升发，主疏泄。如果从上下的角度看，它主升发；如果从开阖的角度看，它是从中央向四周疏散。当我们提到上下，调升降的时候，木气往上升是升发条达，但也往下疏散。肝经上到头，下到脚，对上有疏散，对下有疏泄，整体是升降开阖。《黄帝内经》有云："凡十一脏，取决于胆。"胆气有很强的疏泄作用，如果没有肝胆的疏泄作用，五脏六腑都会郁滞。当木来疏土的时候，我们感觉是木克土，其实是土反过来帮木。木与土，相互成就。就像金克木，我们感觉是金克木，其实是木反过来帮助金气宣发。金宣发出去的力量与肝气的升发有关。这就是克中有生，生中有克。这里面的关系比较复杂，我们需要静下心来去好好体会。

木气释放的能量需要下面的能量物质不断滋养、补给。它的下面是肾和脾，肾提供一些阴性物质，脾提供后天的水谷精华。肝的能量储备充足，才能够有机会往上升。所以当脾虚的时候，就会肝郁。当肾水不足的时候，也会肝郁。

水土合德，共促木气生长。

如果遇到肝郁，肝气释放不了的时候，就需要考虑脾和肾的问题。比如，很多抑郁症患者，他们的手指甲上都没有月牙，而且身体偏胖，舌上有齿痕，舌苔偏白、偏水滑，是典型的水寒土湿木郁。这个木郁就是肝郁，而木郁只是一个结果，其背后是水寒或土湿。水寒就是肾阴肾阳没有气化的功能。这就像春天来了，气温升高，植物开始发芽，但是发芽速度比较慢，因为土是凉的，土还是寒的，地气没有升起来。虽然地表温度高，但地气没有升起来，就是水寒土湿的状态。如果地气升起来之后，木郁就化解了。

举个例子，我以前住的一个小区，每家都有暖气，楼顶上是一个平台，有很多人家在上面放花盆。当冬天暖气来的时候，整个室内温度往上升，楼板是热的，楼顶花盆里面的土是暖的。这时候虽然是冬天，气温低，但是楼顶花盆里的种子很容易发芽，比大棚里的种子发得还快一些。这就是水寒土湿调节好了，水不寒，土不湿，就不会木郁。所以治疗抑郁症肝郁的时候，一定要注意水寒土湿木郁这一块。

借调肝来调青龙门，要考虑顺其性，养其真，祛其邪。

顺其性，就是肝主升发或条达。药有五味，即酸、苦、甘、辛、咸。所有辛味的药都有促进木气升发和条达的作用。辛味药有哪些？比如柴胡、薄荷、川芎、荆芥、麻黄、细辛，这些药都可以起到疏泄作用。我们最常见的白酒，是辛辣的，就有疏散和宣发作用。

"何以解忧，唯有杜康"。适度的饮酒能够疏肝解郁。为什么柴胡劫肝阴呢？因为柴胡是辛凉的，当辛味要升、疏散得太过的时候，肝的藏血功能减弱，即是劫肝阴。

长期睡眠不太好的人，肝血不足，指甲呈瓦楞状，这时候白酒就要少喝，如果多喝也会劫伤肝阴，导致肝脏不舒服。长期过量饮白酒会导致肝硬化、酒精肝、肝癌。

柴胡劫肝阴，荆芥、麻黄、川芎是否也劫肝阴？一样的，所有这些辛味的药，如果用量太过，或者用的时间太长，都会消耗肝血及肝阴。

顺其性，就是肝的条达之性，就是我们用适当的辛味药来协助肝发挥疏泄、条达作用。

在所有疏散的药里，药力最强的是麻黄。麻黄又称为青龙。麻黄的疏肝效果很好。我们都知道麻黄的作用，发汗、平喘、利水、消肿，那为什么没有提疏肝呢？其实它发挥作用的根本原因还是疏肝。因为疏泄作用，所以才能够解表。为什么能够利水呢？因为它能够疏散，解肺气郁闭。风水水肿，表皮是郁闭的，不出汗，通过发汗打开毛孔，毛孔一打开，体内的水气就往下走了，这叫"提壶揭盖"。所以你们看患者身上肿、不出汗的，就要发汗，但不能用大量发汗的药，要稍稍发汗，毛孔一打开，郁闭的气就会下行，然后借小便排出来了。所以麻黄宣肺、平喘、利水、消肿都与其疏泄作用有关。麻黄这味药有很多功效，都与疏泄的作用有关。

很多女士长斑，与肝气郁结有关。要疏肝解郁，可用以玫瑰花、月季花。花有辛香味，很香，有疏泄作用。其实麻黄祛斑的效果也很好，吃完之后，人的血压会稍微升高一点，心跳会加快，面部的血液循环加快就会红扑扑的，浑身潮热，容易出汗，自然斑就淡下去了。所以面部长斑，根本上还是肝的疏泄功能不足。体表被风寒侵袭之后，一般有表虚或表实，如果是表实证就恶寒不出汗，就是麻黄汤证。

表实证，表气郁闭，这时候就用解表的药。解表就是协助正气把邪气推出去。解表的着力点还是青龙门这一块。只有肝气升发顺畅之后，肝藏血吸收能量，再将这个能量宣泄出去，表就解了。

因为麻黄能解其表，所以能祛其斑。因为麻黄解表，所以它可以解决表缺乏阴液濡养所导致的一系列的病症。比如长期不出汗，皮肤很粗糙，就用麻黄汤发点汗，皮肤就不粗糙了。冬天时我们的手很粗糙，因为气温低，不出汗。如果戴一次性手套，把手捂一捂，将湿气捂在里面，皮肤的粗糙就缓解了。遇见皮肤干燥，不是解阳补阴，而是发汗疏肝，想办法出汗就好了。肝气不升发导致的鱼鳞病，皮肤粗糙，我们还要从脾治，因为脾向肝输送能量。

土足的时候木气才旺。"土虚则木虚"，怎么理解呢？如果从大自然的角度来看，就是土壤很贫瘠的时候，树木的根就扎得不深。土壤提供的能量不足，树就长得干瘦干瘦的，大风一吹，就会摇摆。土虚则木摇，疏泄功能就时好时坏。

最典型的就是帕金森病，帕金森病患者病手抖得厉害，可以用归芍六君子汤补脾养肝血，再稍微加点天麻，即六君子汤加上当归、白芍养血，走左关。归芍六君子汤治疗帕金森病早期效果非常好，但是已经晚期的患者治疗就麻烦些。

土虚之后，木气不足。皮肤干燥，我们可以用白术、苍术这类健脾的药，再加上麻黄这类疏散的药，就可以让气布到体表，皮肤干燥就很快缓解。所以不要小看麻黄这味药，它能够把阳气往上宣泄到头顶上去。因为能到头上去，所以麻黄能让人的大脑兴奋。如果你睡眠不太好，晚上不要喝麻黄汤，但如果是治疗感冒就可以。

"晚上吃姜，赛过砒霜"。生姜是发散的，晚上吃姜太多影响气机的开阖，使本该阖的气发散出去，就与大自然的气机运行方式相悖。

同样的，晚上喝麻黄这类药的时候，也会影响气的阖。所以晚上要少喝带麻黄的药，容易导致兴奋睡不着觉。因为它能够宣发到头顶，对脑血管意外后期、偏瘫患者脑组织的修复有好处。因为阳气调到头上去之后，脑组织就修复得快一些。所以偏瘫的患者，在血压得到控制的时候，可以用一些带麻黄的方子，恢复升发，促进脑血管的修复。

《备急千金要方》中上面有一个方子叫小续命汤，其中加入麻黄的作用就是宣发阳气，让头部阳气充足，脑细胞损伤修复得就快。

还有一种疾病，晚上睡觉的时候，阳气往内收得太厉害，晕晕乎乎，昏昏沉沉的。大家有没有体会过，半夜一两点被叫醒的时候，一站起来头昏昏沉沉的。这种患者入睡后很难被叫醒，因为阳气向下收得太狠，升发不足。如果是小孩，晚上睡觉要起夜，因为老晕晕乎乎的，就没法清醒过来，就尿床了。

为什么小孩子刚开始尿床或者尿完之后会立即醒过来呢？因为排尿的过程也是阳气释放的过程，气以肚脐为中心向四周布散。小时候尿过床的都有这种经验：一尿床人就醒过来了。麻黄吃完之后，阳气往上升，大脑兴奋，所以晚上就睡得不是很死。他要尿尿的时候，就醒过来了，可以自己上厕所。

治疗小儿遗尿最好的药就是麻黄，这是我多年的经验。我们以前治小儿遗尿都用五味子、金樱子、桑螵蛸、煅龙骨之类，但是用完之后会出问题。因为用收涩的药物，收完之后可能小便会黄，因为小便没有排出去。其实小便该排得排，不能排的时候，从中央向四周开，气开不出去，人憋着也难受。我们只要让他醒过来，自己去上厕所就行了。还要稍微增加点补肾的药，增强身体

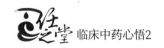

的封藏能力，让小便减少点，没那么多，晚上就不用起夜了。

这个怎么实现呢？按西医角度说就是增强肾小管的重吸收率。当肾小管重吸收增强的时候，小便就会减少，然后再加点让醒神的药，晚上就能醒过来了。提升肾小管重吸收率，实际上增加的是肾的封藏功能。前面说的五味子、金樱子、桑螵蛸、菟丝子这些补肾的药都可以治疗尿崩症。我有个尿痛症患者，通过吃补肾的中药，基本上停用了西药。一些西医的病名，看起来很复杂，但运用中医的理论都是可以解释的，也是可以指导临床的。

中医很有意思，思路调换一下，很多怪病，就可以治好。现在很多小孩吃的食品中含有激素，导致性早熟。去看西医，西医说这种病很麻烦，不能控制，也没什么特效药。上海的一个母亲带着小姑娘找我，说孩子乳房提前发育。我说这都不是病，但父母急得很。冲为血海，任主胞胎，任脉不降，气向上涌。所以把气机稍微调配一下就好了。

怎么调呢？用回乳的方法。因为乳汁就是子宫气血上调形成的。所以用回乳的方法，乳房就变小了。例如用生麦芽、炒麦芽，再加丝瓜络、生牡蛎。生麦芽、炒麦芽能把上面的气往下收；丝瓜络能把三焦打开，往下收。服了三剂药，那个小姑娘的乳房就消了一大半了，后面又带了几剂药回上海，吃完就好了。真的非常简单，你们把中医学好了，有些病治起来就非常简单。

当体内有阴性物质的时候，会长一些东西，比如扁平疣。西医叫病毒感染。中医就通过发汗的方法，使阳气恢复，阳气到了体表，阴气就散了，就这么简单的事情。

我道家师傅和我聊天的时候，聊到扁平疣，我的观点就是阳气不足，体表阴气太盛，要把阳气释放出去，治的时候用麻杏薏甘汤，即麻黄配杏仁，加薏苡仁、甘草。薏苡仁能够除湿，除体表的湿。现代药理研究认为，薏苡仁能抗病毒。其实薏苡仁能除湿，所以能抗病毒，因为病毒和湿有关。麻杏薏甘汤加蝉蜕，治疗满脸扁平疣的患者，喝几剂就消掉大半了。

我道家师傅说得更有意思。他认为所有我们说的发物都有效，韭菜、大蒜、香菇、木耳、洋葱都有效。因为所有的发物都能促进阳气释放，阳气释放出去就好了。这都与青龙门有关。反过来讲，既然发不出去，长了扁平疣，一定有肝郁存在。因为肝郁则阳气升不上去，阳气释放的中心环节就是肝。长扁平疣的人一定青龙门这一块是郁滞的，所以心情不好就郁闷，越郁闷越长斑，越郁闷越长扁平疣，越郁闷气色越差，恶性循环。心情好，阳气释放出去，满面红光，满脸朝气，就会越来越好，良性循环。

我以前治扁平疣时，会用雄黄加艾草熏，因为艾草、雄黄都可以杀灭病毒。但是后来听了师傅讲的这些之后，我发现这都不是问题，抓住本质就可以解决。

一、麻黄

麻黄是青龙门的代表药，又叫青龙。读完下面的内容，你们会对青龙门，对麻黄有一个非常深刻的认识。麻黄可以解决很多问题。

头痛、头部受寒，要发汗，荆芥、麻黄可以用。我们讲，阳气开不出去，不出汗，得皮肤病用要麻黄桂枝各半汤，就是小剂量的麻黄汤合小剂量的桂枝汤，微发其汗，就好了。

如果视力不好，嗅觉不好，都可以用这种辛温的药，发散的药，让阳气升发到头上去，自然就好了。不要小看这些问题，很多阳气升不上去的人，头上会长疮（诸痛痒疮，皆属于心），要用活血药。还因为肝气疏泄不了，心没有阳气，没有力量。用大量辛温的药，如荆芥、麻黄去发汗解表，将表打开之后，这些疮就消散了。

如果说肾阴肾阳是能量的根基，那么青龙就是整个压力释放的通道。升不出去，整个体表、整个四肢都会出问题。因为阳气不足，所以功能减退。阳气不足，阴气太盛，在体表就会出现阴实证。

这怎么理解呢？四肢末梢的阳气不足，手的触觉会减退。阳气升不上去，听力、视力、嗅觉、味觉都会减退。这些都与阳气无法释放有关。

从宏观看局部，就相对简单了，比如白癜风。白癜风就是皮肤下面有水气，这种还是要调青龙门这一块。因为有水气，水气就是阴性物质，从这个角度看问题，就把复杂的问题简单化了。

比如黄褐斑、扁平疣、老年斑，都与阳气不足有关。经常喝白酒的人，不会长扁平疣。这个结论虽然不是百分之百准确，但患扁平疣的机会比别人少很多。因为白酒发散，阳气能顺利布入体表。那么这些看起来很复杂的皮肤病，其实都可以用这个思路来解决。从脏腑的角度看，肾和脾为肝提供能量，肝气升发条达，肌肉就更有力；同时肾提供的阴性物质和脾转运的水谷精微借肝藏

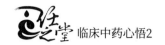

起来，作为能量储备，专心化毒为血。

从高维度看，从情绪、出神的角度来看，气的郁滞会影响肝气的疏泄和条达。思虑伤脾，思则气结，思虑过度气就会郁结，就影响脾的运化。脾运化是从中央向四周转运，将水谷精微等营养物质从中央向四周转运。思则气结，气结就影响脾的转运。脾从中央向四周转运的时候，脾的转运和肝的疏泄是有相互协同作用的。当气机郁滞、气结的时候，也会影响肝的疏泄，形成肝郁。"思虑伤脾，谋虑伤肝"。谋虑也是生病的诱因。脾气抑制，肝气抑制，整个气机舒展不开，那么脑的阳气就不足，五官的功能就减退。

比较简单的、单纯的人，内心不纠结，他的气血就顺畅一些。他的能量、觉知力就强一些。所以从这个角度来看，气机运行与我们的情绪有很大关系。

二、从气滞走向血瘀是一个质变的过程

香附被称为"气病之总司，女科之主帅"。因为女人心有千千结，她说的与她想的常常相反，内外不通透就郁结了，而大多数妇科病都与肝脾两脏郁滞有关。脾是所有水谷精华的源头，脾气郁滞，肝气郁滞，气血没法转换，水谷精微停滞，就得病了。所以我们在用辛味药时别忘了用香附来调，让气机更顺畅一些。

在左青龙的这块，还要考虑肝藏血。气滞则血瘀，肝失条达形成气滞，久之就会出现肝藏的血瘀滞不通。从无形无相的气滞转化成有形有相的血瘀，时间久了，肝气郁滞更厉害了。所以我们在考虑肝郁（青龙门）的时候，有几个层面的问题。患者经常拿体检报告给我们看，如果体检报告上写着有一个1厘米大小的肝囊肿或一个1厘米大小的肝血管瘤，这种情况西医会说不用管它。但是从中医的角度来看，这是从最初的无形无相气滞走到了有形有相的血瘀。局部出现囊肿、血管瘤、结石，这已经是从量变到质变了，要高度重视。也有人觉得自己是轻度脂肪肝，就不用在意。其实有脂肪肝，就说明肝气是郁滞的。所以我们看体检报告时，看的不是结果本身，它没多大意义，而是要重视这个结果形成的过程。就是形成这个结果必然伴随长期的肝气郁结，长期的肝藏血功能障碍。所以在治肝瘀血时要考虑活血的药，如穿破石、乳香、没药。乳香、没药是植物的树脂，能活血，而肝藏血，同气相求。没药、血竭、松节、松香、

琥珀对身体都有好处，对肝瘀都有好处。所以在治疗肝郁时，一是考虑辛温的药，二是考虑行气的药（香附），还有一个是考虑活血化瘀的药。

三、当归养其真

如果肾水不足，或是脾虚导致肝藏血不足，要养其真，最好用当归。肝藏血，用了当归之后，血向肝脏回归。如果说你的指甲有瓦楞，睡眠不好，就是肝血虚，用一味当归就可以了。如果开中药不方便，还可以把当归磨成薄片，稍微用水清洗一下，然后把它晾干，晾干之后，再烘一烘，让它焦化。因为当归含的油分比较高，如果不是很干很难碾成粉。所以用微波炉稍微转一下，把它烤干，然后再磨成细粉。当归粉香甜，还有点辣，补肝血非常好；且因为它有甜味，还能补脾胃。所以当归可以让脾脏的津液往肝脏输送，把肝脏的阴血养起来。因为它味甜，所以当归还能润肠通便。

四、九制何首乌大补精血

如果是因为肾水不足、肾精不足，导致肝阴不足，可以用九制何首乌。九制何首乌补精血的效果比较好，它可以减少肾阴气化，直接把血从肾引向肝。当归是从脾往肝走，何首乌是从肾往肝走，白芍是从肺往肝走。白芍是白色的，味酸，能够让上焦的能量往肝上汇集。用九制何首乌把肝血养起来就是"顺其性，养其真"。肝血养起来了，肝的疏泄和条达就好了。我们谈青龙门，谈木气时，肝胆相互结合，是有升有降的。就肝而言，它自身也有升降。肝处中焦，既向上走到达顶点，也能向下到脚上去。

五、虎杖

肝气往下走的时候，会促进脾的消化功能。稍微苦的药，会促进肝往下收，比如虎杖对肝脏就非常好。因为我们的肝想升，升不上去，肝郁就会产热。肝郁生热会有口苦、中焦痞满、不思饮食，久之又有胁痛。

肝郁内伤，最后形成肝内胆管结石，有些还会形成肝癌，所以要喝点虎杖水。虎杖可以当茶喝，能够疏肝利胆，促进胆汁的排泄。虎杖能够活血化瘀，对肝痛有好处。肝郁热，虎杖能清热。肝郁会导致血瘀，虎杖能化瘀。长期肝郁会导致肝内胆管结石，虎杖能消结石。肝郁之后，肺气不足，肺有热，虎杖也能清肺热。

虎杖是味非常好的药，超出一般人的想象。把虎杖磨成粉之后，用凡士林调敷，就是非常好的消肿化瘀的药。

我们平时可以用虎杖泡茶喝，因为是红黄色的，还能走心。肝郁的时候会出现血热，用虎杖泡点水喝可以凉血。虎杖长到三五年，它的根皮就像板栗皮的颜色一样，红中带黄，黄中带红。

青龙门的部分重点讲了一下虎杖和麻黄。如果说麻黄是往外开的首选药物，那么虎杖就是往里收的首选药。虎杖春天会发嫩苗，如果土质很肥沃，嫩苗就很粗，像竹笋一样的，叫虎笋。虎笋可以长到一两米高，长得很粗，形状就像拐杖一样。因为它上面有虎皮斑纹，所以把它称为虎杖。它的苗，每年冬天都会枯萎，属于草本植物。地面上的草会枯萎，但根不会死，繁殖得非常快。把虎杖的根挖出来，切成小块，很小的一块只要带点皮都能发芽。虎杖的繁殖力、生存力非常强，而这种生命力非常强的药，药效都非常好。艾草也是，它的生命之气很足，药效也很好。

如果你们碰到扁平疣的患者，可以用大蒜、白酒、艾草、生麻黄泡酒之后，擦擦患处试试看。或者有机会去挖虎杖，你会感到很兴奋的。一根虎杖很粗，有三五斤，栗子红色，很漂亮。

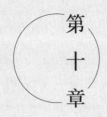

第十章

青龙门用药法下

青龙门，以升为主。这个升，从狭义来讲叫升；从广义来讲叫开或者散。如果只关注我们脚下，就称为升降，但是放到整个宇宙中来看，就没有上下，也无所谓升降，只有内外，就是开阖。

因为有地球引力的作用，它会影响到人体气机的升。我曾经想，心情抑郁，阳气升发不了的，如果在一个失重的状态下一定升得很好。所以人体气机输布与肝的疏泄有关。我曾经想过到太空中去，没有地球的引力，是不是肝升发的更好一些，人体气机的输布更顺畅一些，肿瘤的发病率也就更低。我还上网查资料，想看看宇航员在太空中长时间生活之后，是不是不容易患癌症，或者癌症患者处于失重状况下，是不是好得会快一些？因为癌症跟气机疏泄不通有关。

前面讲到过青龙门，它以疏泄为主，以升为主，但如果就青龙门局部而言，局部也是个太极，有升有降，有开有阖。手三阴经从胸走手，手三阳经从手走头，足三阳经从头走足，足三阴经从足走腹，构成一个循环。足厥阴肝经是从下往上走；足少阳胆经是从上往下走。所以肝以升发、发散为主，胆以降为主。现在有很多人胆胃不降，通过拉伸胆经，拍打足三里、阳陵泉，可以促进胃气下降。肝胆一升一降，构成太极循环。如果没有胆的降，肝的升也有障碍。从西医角度说，如果肝内胆汁淤积，或肝内胆管结石，或胆囊炎，或胆总管肿瘤，影响肝内胆汁的排泄，这时候肝脏功能就会出现问题。万物负阴而抱阳，冲气以为和。

下面讲"祛其邪，降其浊"。其实这个邪，也不是说体内有一股邪气，而降其浊也不是排毒。清阳发腠理，浊阴走五脏。浊阴并不是有毒的物质。清和浊是相对而言的，浊阴是有黏性的阴性物质，比较稠；清阳是阳性的、流动性好的、便于输布的物质。所以"祛其邪，降其浊"是把黏稠的、浊性的物质往下排。如果说得再具体一点，比如胆汁的排泄反而有助于消化，如果没有胆汁排泄，我们的大便就是白色的，而大便原本应该是黄色的。反过来说，如果大便是白色的，就说明你的胆出了问题；或肝出了问题，胆汁排不出去了。我有一个胰腺癌患者，出现了肝转移，肝内胆管、胆囊都堵得很厉害，来的时候大便是白色的。治疗期间他的大便由白色慢慢变成黄色，又转成黄绿色，说明胆汁在排泄，病情有好转。

那么什么药可以促进往下降呢？前面我们讲了虎杖。虎杖也可以泡酒，为什么呢？因为白酒是发散的，虎杖是苦降的。泡成虎杖酒就是一升一降，构成循环。泡酒的时候一定不能用单纯发散的东西，要阴阳搭配。很多人泡酒用鹿茸、海马来补肾壮阳，而酒是发散的，再用鹿茸往上冲，这时候就会流鼻血、血压升高，导致脑血管意外，甚至可能致死。

泡白酒要以滋阴的药物为主，比如菊花、桑椹、熟地黄、灵芝，这类带阴性成分的药泡酒都非常好，称为阴中求阳。我酿了很多酒，也用各种各样的药材泡过酒。虎杖泡酒的时候，500 克白酒放 20 克虎杖，泡出来的颜色非常漂亮，药效也不错。白酒疏肝，虎杖利胆，疏肝利胆对青龙门很好。虎杖在地里长了几年，再从土里挖出来，根皮是红黄色的，红中带黄，黄中带红，像板栗的颜色。这种红黄之色，在古代被称为王道之色。

王道之色不是纯黄色，而是黄中带红。若你看到药材黄中带红，那一定是个厉害的药物。上海的一个医生给我们讲了一个故事：有一个养蛇的人让他看几条蛇，问哪条最厉害、毒性最强？他指了指红中带黄的蛇，说这条蛇最厉害。养蛇的人认为他是行家。其实他也不认识，只是知道红黄之色是王道之色。如果你们想把一个产品或者项目做得很大，设计包装时可以借鉴红黄之色。这也有风水的学问：红色属火，黄色属土，既有黄色的承载，又有红色的展现，就会做得很大。虎杖的皮就是红黄之色，所以它可以治很多病，如肾结石、骨伤科疾病等。

虎杖治结石可以，治血瘀可以，治烫伤也很好。将虎杖用香油炸一炸，得到的油，治烫伤的效果很好。

一、穿破石——平凡之中不平凡

我再讲一味青龙门的药——穿破石。穿破石的根皮是黄色的，它长在岩石缝隙里，可以把那石头给挤开、穿破。曾经有一个温州商人拿了一包药粉过来找我，他说："余大夫，我这个方子治乙肝很好。希望我们合作开发，做成药品上市。"当时我在一个药厂的科研部工作。我们建议他先做 I 期临床试验，如果确实有效，我们做安全性试验。他说可以，而且临床试验做下来肝病患者服后肝功能恢复得都很好，确实有效。

在江浙一带，他们都用穿破石治劳伤。老百姓把穿破石砍回家煮水喝，当保健品喝，治虚劳。干农活，或干体力活，浑身痛，这时候就煎穿破石来喝，就能止痛，还能补虚。穿破石属于桑科，树叶一掐破叶柄还会流白色的浆汁，树干用刀砍一刀之后，它的皮也流白色的浆汁。这说明它的三焦系统比较通畅，对人体三焦系统也有帮助。

"三焦通达，百病不生"。我们看桑叶一掐也有白色的浆汁。桑树的根皮，也就是桑白皮是黄色的，是治虚劳最好的药物。什么是虚劳呢？很多人干瘦，吃不下饭，一吃就胃胀，腹内有很多包块，包块发热，体力不足，吃清热的药伤阳气，吃补益的药又上火，经常虚火上冲，失眠。这种患者现在多不多？非常多。桑白皮既有滋补作用，又能清虚热、通利三焦，所以是治虚劳非常好的药。桑白皮在《理虚元鉴》中是排第一位的药。

穿破石的根也是黄色的，黄色属脾胃，所以它能够补脾胃，促进三焦的疏通。土疏通之后，对木有帮助。穿破石对肾结石、胆结石有好处，可以把瘀滞化开。穿破石的力量走得很缓慢，但后劲很足，对肝内胆汁淤积、肝硬化、肝癌、乙肝都有很好的治疗效果。你们去挖穿破石，挖一次就能记住一辈子，因为就像是从土里刨出来一个金黄色的像条龙一样的东西。我们每次带学生挖穿破石，挖到大的，都会有人惊叫。

穿破石的根皮非常好用，当然树干也有效，只是药效比根稍微弱一些。所以在青龙门这一块，因为肝气郁结，化火伤阴，炼液成石，形成胆结石，都可以用穿破石。这个药比虎杖更平和一些，虎杖偏苦寒，穿破石没那么寒，还有滋补功效。它还能活血化瘀，用于血脉瘀阻导致的高血压，如果低压高，用穿破石配鬼针草；如果高压高，用穿破石配苦丁茶。如果能全部用穿破石的根皮，效果更好。

穿破石的果实刚开始是青色的，熟了之后是红色的，含有大量的浆汁，很甜，有滋补作用。穿破石的树干有刺，因而它有穿破作用、疏通作用。如果不幸患了肝癌、肝硬化，就买点穿破石当茶喝，很平和。如果血压高也多喝点穿破石。如果长期肝气不疏，就会化热，出现血瘀，炼液成石，形成结石，也可以喝穿破石。

二、龙胆——味极苦，少用就能健胃

龙胆极苦，比胆汁还苦，苦能健胃、促进消化。人体内的胆汁能促进消化。少量龙胆能够健胃消食，促进胆气、胃气下行。凡胆胃不降，胃气上逆的，取三四克龙胆，让煎出来的药汁带点苦味，但不能非常苦，这样喝下去能够降胃气、降胆气、健胃消食，效果不错。这个描述在张锡纯的《医学衷中参西录》里面有详细的记载。

肝气是主升发的，如果青龙门这块被湿气包裹，湿气阻滞，肝气的升发受阻，导致阳气郁积化热，就变成湿热。怎么判断是湿热呢？左关郁滞，左关变粗。因为脉粗代表阴邪盛，所以左关郁滞、脉粗，尤其在关尺之间也变粗一点，定有湿邪。湿性趋下，以关为界，关上属阳，关下属阴，有湿一定是关下与尺之间脉粗一些；如果关上也粗，就是湿邪上犯。因为湿性趋下，这时候会出现小便黄。

为什么小便黄。因为肝经绕阴器，所以肝经有湿热的时候会小便黄，摸脉的时候关脉下粗。小便黄，女子带下黄、有异味，就喝龙胆。

龙胆是植物的根，仔细看会发现它的根皮是皱皱巴巴的，不是很光滑。如果买回来的龙胆的根皮光滑，那就是假的。是什么做成的呢？以前药商是用怀牛膝的根须，把它切成一段一段的掺在龙胆里卖。它们两个从形状来看，怀牛膝的根须是圆的、表皮是光滑的，龙胆的表皮是粗糙的、不光滑。再用口尝，怀牛膝是甜的，龙胆是极苦的。

曾经有一个医药公司的老总向我推荐他们的产品，说好得很，价格也合适。我就让他拿龙胆给我看，结果一半是怀牛膝的根须。我挑了几根让他尝一下。他说："嗯，甜的，甜丝丝的。"我说："龙胆应该是苦的还是甜的？"他说："这我不知道，应该是甜的吧。"我说："龙胆是四大苦药之一，如果是甜的，质量还好吗？"所以说龙胆很苦，用量不要太大，几克就有效。辛味的食物和药材都能开，都能发散，都能升。苦味的药都能降。

三、决明子

决明子又称独站岗，像一个人站在山岗上。当时有老乡找来问我有没有独站岗。我说没有独站岗。他说它能够降血压，降肝火。后来我才知道独站岗就是决明子。决明子是种子类药物，它往下降的力量很强，可以通过降胆气把肝气拽下来。肝胆是个循环，能够转起来，胆气一降，肝气跟着下去了。龙胆能不能降肝气？少量龙胆能够降胆气、胃气，它就能够促进上焦的阳往下走入阴。阳入阴之后，阳向阴转化，肾阴就补起来了，肝火就下去了，滋水涵木。

决明子的密度很高。一般的药，一千克有大半袋，但决明子密度高，只有一点。它表面的壳有点硬。把决明子放锅里炒一炒，炒焦之后，闻起来香香的。泡茶喝时，炒过的决明子里面的成分才能释放出来。凡是左手是甲字脉的，肝气升发太过的，喝决明子茶就可以把胆气往下降，把肝气往下收。有些患者肝肾阴虚，虚火上冲，眼睛干涩，就喝决明子茶。

决明，这个明有明亮之义，所以对眼睛有好处。决明子喝下去之后，把上焦的气往下收，把肝肾阴虚滋养起来了。高血压患者喝下去之后，气就往下走，血压就降下来了。决明子会促进气往下降，能促进胆汁排泄，胆气下降还能促进肝浊气的代谢。脂肪肝、血脂高的人，喝点决明子茶可以促进胆气降，促进肝胆浊气排泄。这样肝里的郁滞排出来后，肝脏可以清爽一些。

跟大家分享一个降血脂、降血压的小方：丹参、生山楂、炒决明子、枸杞子各10克，煮水喝，喝上半个月，血压也好了，血脂慢慢正常了，脂肪肝也慢慢好了。因为山楂能够引阳入阳，引心火到命门。这样心火往下走，命门火就能补起来。枸杞子也是红色的，能够补心，还能补命门火。丹参是凉性的，能养心血。"一味丹参饮，功同四物汤"。如果心火亢盛，睡不着觉，舌尖红，血热，用丹参凉血养血活血非常好。决明子排浊利胆，促进浊阴下行，对肠胃有好处，能减轻肝脏的负担。肝与大肠相别通，决明子能够通大便，如果大便干或黏稠，都可以喝决明子茶，如果大便稀溏就不要喝决明子茶。丹参、山楂、枸杞子、决明子各10克，对高血脂、高血压、脂肪肝，都有好处。做养生茶时，决明子一定要炒，只有炒出焦香之后煮才好喝。

四、夏枯草

肝胆经脉所过之处出现疙疙瘩瘩的东西，西医称为淋巴结肿大，这是什么原因造成的呢？阳气郁滞化热，炼液成痰。治疗时要清热，要散顽痰，一般用清热的药往下收敛。能够清热还能散的药很少，比如黄连、黄芩、黄柏、苦参、龙胆，都是苦寒敛降的药。如果是癌症淋巴结转移，要清热还能散肿，这类药不多，比如猫爪草、夏枯草都很好。现在的夏枯草合剂，就可以治疗甲状腺肿大。三焦系统出现疙疙瘩瘩的肿，也可以用夏枯草泡水喝。如果左关郁滞，左寸也亢，这个时候就用夏枯草平肝清热、散结消肿。

五、怀牛膝——补肝肾

怀牛膝是甜的，甜的药都有补益的作用。桑椹是甜的，熟地黄是甜的，女贞子也有甜味。这些有甜味的药都有补肝肾的作用，能从脾胃向肾上走，有滋补作用。所以怀牛膝能养肝肾之阴。左关弦硬上亢的，可以用怀牛膝补肾阴、养肝阴，把左侧的气往下收，养肝肾之阴。如果川牛膝一嚼一包渣，它滋补的作用就弱一些，但是通水道、通三焦的力量强一些，能把右路气往下降。如果两手都是甲字脉，左手用怀牛膝，右手用川牛膝。左关如果弦亢，左手甲字脉用怀牛膝，直接补肝肾之阴。川牛膝是间接的补肝肾，把右路降下去之后，由阳入阴才能补肝肾之阴。二者一个直接补，一个间接补，都有作用。

六、金钱草

很多人患胆结石之后喝金钱草。金钱草有利尿的作用，还有清热利湿的作用。但如果左手关脉偏弦、偏紧、偏硬，用这种利湿的药反而伤阴。一切都是以辨证为前提的，大家既然学了一个脉法，再运用的时候一定要正确地看待金钱草，不要盲目地用，会出问题的。

肝胆湿热的患者，常常会有血热，头皮会油。针对头皮出油、落发的患者，用大剂量金钱草（30 克以上）煮水喝，可以很快控制病情。

七、茵陈蒿——平凡之中的枯木逢春

正月茵陈二月蒿，三月四月当柴烧。正月十五以前采茵陈，它是个小球，长得非常漂亮。

茵陈蒿，三个字怎么来的呢？茵，我们叫绿草如茵，它长得像个球一样的，跟绒毛一样。那陈呢？因为这个嫩苗是长在粗点的老茎上的。茵陈蒿长一年之后它的根部没有彻底死，所以在正月它陈蒿的根部会再发芽出来，长成一个小球，毛茸茸的，很漂亮。它是禀春天少阳之气、生发之气而成的，所以它的生发之气比较盛。你采过一次茵陈蒿就明白了。

茵陈蒿从枯的陈蒿上面长出来，具有枯木逢春之意。它的疏肝效果很好，还能养肝的升发之气。不论是肝癌，还是乙肝，只要是肝病，没有升发之气，

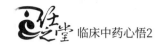

没有生机，就稍微放点茵陈蒿，培养肝的升发之气。有人知道茵陈蒿好，采回去泡茶喝，喝完上火，眼睛充血、偏头痛。因为它有较强的升发之力，用过了肯定上火。

八、灵芝——枯木逢春

灵芝也长在腐败的木头上面，它也是枯木逢春。肝属木，当肝的升发之气不足的时候，如酒精肝、肝硬化、肝癌、脂肪肝的患者，就需要培补肝的升发之气。所有药材里面，养肝最好的药物不是当归，也不是熟地黄、九制何首乌，而是灵芝，是枯木逢春的灵芝。

如果来看望肝癌的患者，千万不要送苹果、香蕉这些寒凉的水果，会让肝气更加收敛。送灵芝给他，不论什么肝病吃灵芝都有好处。喝完酒之后，喝点灵芝孢子粉解酒保肝，非常好。

灵芝很难磨成粉，要用冻干技术，在低温下冻干后变脆了，就很好粉碎。阿胶也很难打粉，但把它放在冰箱里冻一下就很好粉碎了。

灵芝很容易长虫，所以采回来时，一般都会有虫卵。它很容易被虫蛀，如果有机会买到野生灵芝，要想保存好，首先要把灵芝蒸一下，就像蒸馒头一样，蒸 10 ～ 15 分钟，就可以把所有虫卵都杀死了，之后再晒干，就好保存了。如果你愿意精加工，可以把灵芝切成片，九蒸九晒，再用来泡酒，药效非常好，这属于道家制法。

好的灵芝闻起来有股香菇的香味。大家闻过香菇的香味吧，好的灵芝有股淡淡的香菇香味。好的灵芝九蒸九晒后，切成丝泡酒很好。灵芝九蒸九晒后也可以泡茶喝。

在青龙门这里，真正有滋养作用的就是灵芝——枯木逢春。黑木耳也是子木上长的。如果我们体内血管中的浊阴之物太多，没法排泄，通过枯木逢春的疏泄作用，可以使血中的血糖、血脂降低，所以要多吃香菇、黑木耳、灵芝这类食物或药材。这就是中医的象思维。树木都腐烂了，上面长的东西却生机勃勃。吃这种菌类食物，比吃鸡、鸭、鱼肉等蛋白类食物要强很多。蛋白吃多了会产生热，导致手心热、心烦躁。经常吃香菇可以养肝，吃黑木耳可以软化血管。懂中医的人，要学会吃，而学会吃的前提是用中医思维来观察大自然，要自己去体会。

用黑芝麻加灵芝粉，再加点肉桂、蜂蜜，做成丸子吃。黑芝麻是补肾阴的，肉桂是补肾阳的，一个补肾阴，一个补肾阳，再加灵芝粉养肝，当点心吃非常舒服。吃完后腰不酸了，眼睛也不干涩了，睡眠也好了，整个人精气神都好了。芝麻有油，没办法打成细粉，要掺点吸油的食物，比如配上灵芝孢子。将芝麻和灵芝孢子按1∶3的比例磨成粉，加点肉桂粉和蜂蜜调和，做成丸子，经常吃保肝养肾非常好，对身体大有益处。

最后说一下，肝藏血，肝属木。树属木，树里的汁液凝固之物，如乳香、没药、血竭、松香等，少量服用对身体大有好处，对肝脏也有好处。国医大师朱良春称松脂就像人体的白蛋白，用植物的血来补人体的血，可以缓解血的不足和瘀滞，这叫同气相求。这些都是道家思维、象思维。

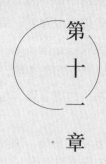

第十一章

朱雀门用药法上

朱雀门是指什么地方呢？我们在摸脉的时候，双寸对应的是外面，双尺对应的是里面，双关对应中焦。所以玄武门对应双尺，青龙门对应左关，朱雀门对应双寸，白虎门对应右关。这样分叫四正位，一横一竖叫四正位。

《伤寒论》中的白虎汤放在"阳明病篇"，其文曰："阳明之为病，胃家实是也。"右关对应胃，左关对应肝，左右气机升降。右关白虎是胃，与胃气有关。

它与肺有什么关系呢？肺的功能比较特殊，既有宣发又有肃降。肺的宣发和心协同作用，布卫气于体表，到达外部。肺的肃降与阳明胃协同作用，往下收。所以虽然叫四正位，但人体的气机会稍微偏一点，不是绝对垂直，使得肺气既有协助心布卫气于体表的作用，又有协同胃气往下降的作用。这种情况下把双寸叫作朱雀门。

下面讲朱雀门的第一部分，就是左寸，对应心。

首先，左寸对应的是看得见摸得着的、有形的心脏。其次，心主血脉，动静脉与心脏相连，构成循环系统。这个血液循环系统，都为心所主。最后，心藏神，神藏在心中。

因为心脏与全身血脉相通，所以当心脏搏动没有力量时，全身血液循环是不通畅的。很多患者身上有瘀斑，舌下静脉怒张，关节青紫，就是血瘀。血瘀之后，一般用什么药呢？用活血化瘀的药，如红花、三七、桃仁等，但事实上效果不太好。

如果心脏收缩没有力量，只用活血化瘀的药没用。举个例子，现在给你一坨猪血，就是菜市场买的凝固的猪血。你用最好的活血化瘀药熬成药汁淋在猪血上，它能不能很快溶解呢？能不能化开呢？是很难化开的。但如果你用手捏碎后再把猪血泡在水里，它很快就散开了。物理作用有时候大于化学作用，我们用药把它化开是化学作用。当心脏跳得有力的时候，血液被推出去收回来，相当于物理作用。循环加快，瘀血自然就化开了。

所以当患者出现血瘀症状的时候，我们要摸脉，如果左寸浮取摸不到，说明阳气不足，血液收回去就没有力量。左寸浮取为阳脉，沉取为阴脉。左手寸脉浮取代表阳气，细分一下，浮取是手太阳小肠脉，沉取是手少阴心脉。浮取摸不到，与小肠阳气不足有关。所以当心气虚寒、心阳不足时，我们要去调小肠的阳气，把小肠的阳气扶起来，心的阳气也就起来了。

小肠在腹部，它的阳气与什么有关呢？与脾阳有关，与肾阳有关。所以当脾肾阳虚的时候，小肠就寒；当小肠寒的时候，心的阳气就不足。所以肾阳决定心阳，命门火决定心火。当命门火衰的时候，心的阳气是不足的。很多人手指甲没有月牙，脚冰凉，畏寒，肾阳虚，所以他总是心阳不足，左寸浮取不足，背心发凉。

为什么肾阳很重要呢？因为肾阳足之后，脾才有阳气，火生土。因为脾为至阴，负责腹部的阳气。脾阳足后，小肠阳气才能恢复。小肠阳气恢复之后，心与小肠相表里，手太阳小肠经往上走，络心，心阳才充足。从脉象来看，心与小肠同在左寸。如果心阳不足，用什么药呢？用附子、肉桂。肉桂大补命门之火，附子也补命门之火。只是肉桂味甘，附子味辛，辛是发散的、走窜的，甘能够伏火。所以肉桂味甘能伏下焦火，附子能宣通十二经脉阴邪。肉桂相对安全一些。"君火以明，相火以位"。命门火守在下焦，不往上窜是最稳当的，对肾有好处。

命门火一旺，小肠就有热量。小肠又叫红肠，小肠的热量足了，吃的食物才能被吸收、转化。如果小肠寒，吃进去的食物就顺肠而过，营养物质不能被吸收。命门的热量与小肠相通，小肠与心脏相通，所以当左手寸脉浮取不到的时候，属小肠寒、小肠阳气不足。命门火又在右尺，所以左寸和右尺是相通的。如果左寸浮取不到，那右尺脉一定是偏沉紧的。

左寸和右尺同起同落，当左寸起来的时候右尺也会起来，当左寸弱的时候右尺也会弱下去。有些患者右手受了伤，这时候我们无法判断他右尺火力足不足，就可以摸左寸，通过左寸来判断右尺的情况。那么，是不是左寸阳气足，心的阳气足，循环一定很好呢？不一定的。除了火以外，还要有气来推动。因为下焦命门火和肾阴、肾阳共同作用才产生气，而气来推动一身阴液运行，专有火也没用。那对心脏而言，除了小肠提供的热量外，还需要气。这个气在什么地方呢？气在膻中这个地方。

一、红参

心脏跳得没力，疲乏的时候，可以吃点红参，或弄点红参粉冲服。心为君主之官，是神住的地方。心藏神，心是皇帝，当心气不足时，心藏的神，皇帝也就没有魄力，没有威信，就控制不住局面。所以心气非常重要。

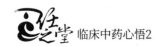

张锡纯的《医学衷中参西录》中谈到，当胸中大气下陷时，有种种表现，如咳嗽、哮喘、胸闷、心慌气短、头晕、乏力。这些大多与胸中大气下陷有关。李东垣用补中益气汤来升阳气，可以治疗很多问题。张锡纯用升陷汤（生黄芪18克，知母9克，柴胡4.5克，桔梗4.5克，升麻3克）、理郁升陷汤［生黄芪18克，知母9克，当归身9克，桂枝尖4.5克，柴胡4.5克，乳香（不去油）9克，没药（不去油）9克］来治疗胸中大气下陷，也取得很好的效果。

凡双手是由字脉的，都考虑是胸中大气不足。有了火，有了气，就没有问题了吗？还不行，因为气需要阴性物质作为载体来运行。更具体来说，就像红细胞是搬运氧气的，如果没有红细胞，氧气也无法运到全身。所以严重贫血时我们感到浑身无力，腿发软，一动就出虚汗。因为红细胞少了，搬运的氧气就少了。中医说气能生血，血能载气，就是阴性物质能承载阳气的运行。就好像家里的暖器管道，流的是热水，水是阴性的，热是阳性物质。所以气（能量）要输送到全身，还需要阴血的助力。如果摸脉时脉偏细，说明阴血少了，而当阴血少时，心脏再怎么跳动，血还是走不动。

那怎么理解这个概念呢？就好像你煮稀饭，水放少了，稀饭很稠很干。这时你拿筷子去搅动，但再怎么搅都是稠的。搅动这个物理动作就像心脏的搏动。所以单纯地搅动没用。如果向锅里倒两瓢开水再去搅，很快就变稀了。血管里阴性物质少的时候，不要去补气补火，这不能改变血瘀的问题。

解决血瘀的问题要考虑三个方面：一是火的问题；二是气的问题；三是阴性物质的问题。把阴虚解决了，阴液养起来了，你会发现血瘀就好转了。有些长期睡眠不好的患者，他的舌头伸出来呈青紫色、淡紫色，因而被认为是血瘀，就立即想到活血的药，这个思路是错的。因为他长期睡眠不好，一定阴血不足，脉是细的。这时候不是看到血瘀就活血，这个思路太简单了，如果这么简单，天下病都好治了。

要把阴血养起来，养血之后，自然血瘀就化解了。这种情况下吃红花、桃仁，还不如吃生地黄、熟地黄。体内有血瘀的人，还能吃熟地黄吗？就是要吃生地黄、熟地黄，把水补起来，水一补起来，自然血瘀就化开了。有些人睡眠长期不好，阴血不足，手是麻木的，舌头是紫的，这时候用活血化瘀的药没用。其实把阴血养起来，睡眠好了，手就不麻了，血也通畅了。

二、丹参

在左寸这块，既能养阴血，又兼顾活血的，就是丹参。当你睡眠不好，阴血不足，心脏跳动产生的热没法循环出去时，就会出现血热，脉偏细数，既有阴虚又有邪热。而且热会耗气，导致气阴两虚。假设你昨天晚上没睡觉，现在浑身没劲儿，手是麻木的，咽喉不舒服，鼻子冒热气，上火。这都是阴血不足，虚火上亢导致的。所以既要养阴血又要活血清热。

丹参非常好用，"一味丹参饮，功同四物汤"。

丹参既能养血又能活血，还能凉血，对心脏非常好。舌尖偏红的，带点紫或不带紫的患者都可以用丹参。丹参这味药非常好用，平时要养心，要活血，不知道怎么治，就喝丹参。

有一个经典的活血方叫桃红四物汤。四物汤（当归、熟地黄、川芎、白芍）是补血的，在补血的基础上，再加上桃仁、红花则活血的效果就更好一些。心的气可以用红参补起来，那么补心阴用桂枝还是用肉桂呢？当血脉瘀堵时，桂枝的气化作用比肉桂好。桂枝既能补心阳，又能温通经脉、助阳化气。

桂枝外圆内方，有破的象。不论痰湿、寒湿，只要有郁滞、血脉不通时，就用桂枝来温通经脉、助阳化气、破瘀。所以桂枝配丹参，就可以解决很多问题。

桂枝汤是桂枝配白芍，其中白芍是往回收的，桂枝是往外开的。桂枝是促进动脉血射出去的，让心脏泵血有力，而收回阴血是芍药的作用。芍药可以把右寸脉气往下收，把腹部三焦疏通，最后往肝上收。芍药养血柔肝，最后血（阴性物质）归于肝，肝藏血，再往心脏输送。

丹参配桂枝可以促进开的作用，非常好。如果阴血不足，可以重用丹参配上桂枝。丹参片的皮是红色的，里面的心是白色的，所以它既能养血活血凉血，还能补气。丹参也是参类，"诸参辛芍叛藜芦"，所以它也反藜芦。丹参，如果是当年种植当年采挖，那它的心就是白色的；如果是当年种植第二年采挖，它的心就变成淡紫色的，叫作紫丹参。两年以上的丹参，丹参酮含量较高，药效更好。

丹参的用量要多大呢？脉偏细、舌尖很红，又有血瘀的，我用 40～50 克。丹参是很平和的一味药，用三五十克很正常，也很安全。到目前为止，我还没有一例是用丹参出过问题的。

《神农本草经》中描写丹参功效时，谓其主"肠鸣幽幽如走水"。丹参、桂枝、生姜、大枣、炙甘草，名曰丹桂汤。如果身上有很多包块，营卫不和，血脉不通的，用丹桂汤活血比较好。丹参能养血，桂枝能破血，丹参配桂枝就是一阴一阳，合起来就是一个离卦。丹桂汤什么时候可以吃呢？手足麻木的、血脉不通的，都可以吃。

因为心阳气不足，推不出去，用丹参配桂枝，相当于阴中求阳，把丹参养阴血的作用发挥出来，同时把桂枝气化的作用、温通的作用也发挥出来。想体验药效的人，可以用丹参20克、桂枝10克、生姜20克、大枣5枚、炙甘草8克，熬完之后，经常当茶喝，口感也挺好，喝一段时间，可以改善血瘀的问题。

三、川芎

心脏把血泵出去之后，还需搭配行气的药，因为气行则血行，气滞则血瘀。血液从心脏到全身各处，整个流动过程叫疏泄和疏通。这个疏泄和疏通与什么有关呢？与肝有关。所以我们在治疗血瘀的时候，要加一些疏肝行气的药，比如川芎它能行血中之气。我们从心脏的角度来说，因为心主血脉，如果血管里的气郁滞，气滞则血瘀。所以用川芎行血中之气，能促进血液循环。

川芎是辛味的，辛散的，能促进血液循行。当我们搬东西时不小心被撞了一下，撞的地方一碰就痛，咳嗽也痛，去医院查也没发现骨折，这种情况俗称"岔气了"。其实是局部的肌肉或筋膜拉伤，也就是局部的气滞或血瘀。这个怎么治呢？很多老人都知道，用川芎磨成细粉，直接用黄酒冲了喝，不用喝很多，喝下去之后，局部刺痛、咳嗽痛等可以迅速缓解了。

我们局部外伤之后，怎么处理才能快速修复呢？有些老中医会开一些解表的药、风药，比如荆芥、麻黄、苏叶这些，再加养血活血的药。为什么用解表的药呢？因为解表的药都是辛味的药，而辛味药就能发散，促进血液运行。解表还可以防治外邪。荆芥还可以疏肝，促进血脉的运行，起到疏泄的作用。

有些糖尿病患者足坏疽，局部的循环很差，皮肤发黑，手发凉。这时我们用温通、解表的药，都可以促进局部的血液循环。你们可以体会一下，荆芥或者麻黄，吃完后毛细血管扩张，身上发热。麻黄汤喝完后浑身发热，出汗。这个解表的过程，其实就是帮助心将阳气布入体表的过程。所以大家一定要有这个意识，当你感到胸闷、浑身发凉、不出汗、很累时，如果没有治心脏病的药，就喝点感冒药。喝完之后，身上出一点点汗，心脏就舒服了。就像太阳被乌云遮住一样，这时候通过发汗，整个阳气一打开，乌云一散，人就舒服了。

心脏是一个离卦，处于开放状态，君火以明，凡是促进阴气散开的都对心脏有帮助。为什么《伤寒论》中用瓜蒌薤白白酒汤来振奋心阳？白酒是辛温的，能促进血液循环，促进解表，促进阳气的输布。当阴邪聚集时，饮白酒对心脏是很有好处的，能振奋心阳、驱散阴邪。

四、生地黄与百合病

生地黄与丹参有很多相似的地方，都能凉血、养血、滋阴。因为生地黄能养阴液，所以也有活血的作用。因为用生地黄把阴分养好之后，它就能促进血液循环。这个概念要建立起来，就是将阴血养起来之后，会促进血液循环。就好像山谷里面长期不下雨，就会有很多落叶、垃圾、泥沙，水流不动。如果突然下雨，一下就冲走了。补水能够化瘀，所以生地黄在伤科疾病中经常使用，比如桃红四物汤中就用了生地黄。

心脏跳动产生的一腔热血在推的过程中郁滞或者受到阻碍会影响阳气的输布，阳气郁而化热会成疮，皮肤就出现红色的血痣。很多人衣服一掀起来有很多红色的血痣，就跟痘痘一样，就是循环不畅，阳气郁滞导致的。小的血痣能消掉，大的就不能自愈了，要用养阴的药，再加点解表的药，比如生地黄配荆芥，或者丹参配石菖蒲。石菖蒲能开心窍，祛风寒湿痹；荆芥能解表散寒。养阴血的药再加点解表的药，能促进表的打开。

曾经有一个女患者，身上长了很多针尖一样的小红点，密密麻麻的好多，刚开始是红色的，过几天看，变成黄色的了，时间再长一些，变成褐色了。肝藏血，红色是因为血热。我让她用点夏枯草煮水喝，清肝火、散郁结，再加点丹参、薄荷等几味药，很快就好了。

心脏如果推不出去，产生的热会消耗它的阴血，当阴血消耗时，血不养神，晚上睡觉就多梦，心神飘荡，心神不安。所以把阴血养起来之后，睡眠好一些，心神也安定一些了。

有些患者是得了百合病，要用百合加生地黄来治。上焦心肺有热，心藏神，

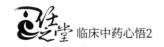

肺藏魄，神和魄飘荡，人就魂不守舍。得这种病的时候就如同鬼神附体，浑身不舒服。因为心藏神，心为君主之官，当神不安定的时候，浑身都不太舒服。用生地黄配伍百合，百合能够养肺阴，可以促进气往回收；生地黄能够凉血，对上焦的郁热有好处。

现在得这种病的人多不多呢？非常多。不干体力活或长期思虑太过的人，心肺是有热的；或者神神道道的、浑身不舒服的，一查也没什么大病，都是这种病。这种病我遇到很多，所以很想号召大家去种百合。因为这种病是因长期肺胃不降，右路不降，肺有郁热，再加上用心过度导致的。患百合病的人现在越来越多了，大家可以琢磨一下。

五、连翘——疮家圣药

连翘是疮家圣药。"诸痛痒疮，皆属于心"。心脏时刻在泵血，如果血泵不出去，憋在局部的细小血管里，就会化热，里面的热郁积久了就是疮，导致红、肿、热、痛。治疗时要把郁热给散开，要透表，所以可以用连翘。连翘的形状像心脏，能够清心经的热。连翘闻起来有清凉味，能散，能将血液循环系统的郁热边清边散，对疮科病是有好处的，所以被称为"疮家圣药"。

六、薄荷

薄荷也是辛凉的，它也能够把郁热给透发出去。假如局部长了一个疖肿，红、肿、热、痛，西医认为是炎症，要把细菌杀灭，中医则一般用清热解毒药。把细菌杀死了之后，局部的通道就打开了吗？没有，这个通道依旧没有打开，可能后期还会留一个疤。因为循环没有打通，它会留下一个死结，形成一个小结节在那里。但如果我们用薄荷或连翘，除了能把里面的热清掉，还有解表透达的作用，就能彻底治好了。

如果是血瘀产热，好治。如果是经络里面，比如手太阴肺经、手阳明大肠经等经络不通，郁滞化热，怎么办呢？药物有走血分的，也有走气分的，就需要分别对待了。

七、扣子七

走气分的、清气分郁热的，有一味奇特的药，叫扣子七。扣子七能够宣通十二经脉，只要是郁滞不通化热，都能宣通。所以扣子七，在很多地方都用得上，因为我们身上经络不通的情况时常有。很多慢性病，如癌症、肝硬化、肾病，在治疗时都要放一些扣子七进去，它可以起宣通作用，把郁热散开。针对血瘀这一块，如果已经出现疮疖，就用连翘；如果没有，就用丹参凉血。

八、红景天

红景天有清香味，它的切片是红白相间的，既有红的成分，也有白的成分。所以它既走气分，也走血分；既能改善心脏的问题，又能改善肺的问题。红景天切开来看是疏松多孔的，就像肺一样有很多空泡。红景天能增加肺与外界清气的交换效率，所以在心血管系统，在心脏和肺这块，它有保健作用，可以经常当茶喝。红景天可以作为预防用药，而丹参偏于治疗。如果还没有形成血瘀，还没有形成气滞，还没有手指麻木，这时候怎么保健？就喝点红景天，它能改善肺功能，改善心脏的功能，改善全身的能量交换和转换。

红景天买回来后先不要喝，把袋子打开，深吸一口气，可以闻到好似深山中的非常清新的空气，让你非常舒适，立即感到心胸开阔。红景天不是很涩（有点儿涩），颜色是红白相间的，闻着带有清香之气。红景天磨成粉冲着喝也可以。红景天是古代皇帝保健用的，那时的老百姓一般是喝不到红景天的。

九、红花

红花这味药，也是辛温的。"诸花皆升，旋覆独降"。红花是升散的，它的叶子周围有刺，见过一次就会有非常深刻的印象。红花叶子上的刺跟小蓟、大蓟这些药一样，很扎手，所以它也是宣散出去的。红花，因为它是花，可以走体表，走心脏，往外宣散。

脸上长斑，可不可以用红花呢？可以用红花。手指末梢麻木，可不可以用红花呢？也可以。所以体表的病、末梢的病、脑袋的病，都可以用红花来宣散，布入体表。那如果是子宫的问题呢，脏腑的问题呢？

红花，有西红花和藏红花，好的藏红花用开水一泡，它从中间掉一根线往下沉，先沉到下面之后，再往上释放出来。所以藏红花的气先往下走，再向周围输布，对五脏六腑里面的瘀血有好处。针对体表的瘀血，我们用普通的红花就可以。你们去看种植的红花就知道，它的宣通作用要强一些。我们治疗一般的常见病，就用普通的红花就可以，价格也不贵，效果也可以。

当心脏产生热时，会出现什么状况呢？心脏外面有心包。心脏和心包之间还有液体，这个液体起运化作用，还可以对心脏起降温作用。心包外面还有三焦，当心脏产生大量的热，又没法通过出汗释放出去时，这个热就从三焦往下走，导致小便赤这种情况。如果出汗了，热解了，再喝点水，小便就不黄了；如果没出汗，热憋在里面，小便自然黄。有些小孩子，晚上经常起夜、舌尖红、小便黄，就跟心火重有关。小孩子肝常有余，脾常不足，心常有余，肺常不足。

小孩子生命力比较旺盛，生机勃发，所以他的心火稍微偏重一点儿。治小孩子心火重用导赤散，"导赤生地与木通，草梢竹叶四般功"，即由生地黄、木通、生甘草、淡竹叶4味药组成。生地黄是凉血的药，既能凉血又能清热。木通很有意思，为什么要用木通呢？因为木通可以解小肠外面的郁热。小肠外面如果有包块，腹腔里面郁滞不通会产生热，热会通过手太阳小肠经上犯心，导致心不好，心神不安。所以很多有腹部包块的人会睡眠不好、心慌心悸。

心脏的热来源于小肠，小肠外面的郁热不清，心脏永远好不了。木通有两种，一种是对肝脏是有损害的关木通，一种是没有毒的川木通。现在国家对木通管制得非常好，有毒的都不用了。川木通比较安全，可以放心用。

小肠外面的郁热，用川木通可以清理掉。摸脉时左手寸脉浮取不到，右手关尺之间脉粗，整个脉跳得偏快，腹部有硬块，但是里面的热往上窜，心脏不舒服，这时就加点木通进去。患者舌尖红、小便黄，用木通疏通小肠外面的郁热，也非常好。

心火要通过小便利出去，所以要用生地黄滋阴凉血；用淡竹叶，清心火，养阴，利小便。

十、灯心草

灯心草是灯草中间的髓部，白色的，质量非常轻，能通三焦。小孩子如果心火重时，晚上神不安、哭闹，可以用灯心草煮水喝。有些患者口舌生疮，也可以煮灯心草喝。舌为心之苗，心有热，舌头就不舒服。用灯心草熬水喝，把上面的热通过小便利出去，心脏就不热了，舌头也就舒服了。灯心草能清心火，利小便。

讲这么多想说明什么呢？如果心脏热量不足，会得病；如果热量太足，也会得病。任何脏腑都是这样，度把握不好，就会出问题。心脏里面有阴血，如果心脏因为郁滞不通化热，导致里面的阴血不足时，会出现心慌心悸、心虚胆怯。心血不足，要把它养起来，不然会出问题。

十一、几个中成药

跟大家分享几个中成药。

如果心气虚寒，心虚胆怯，即小肠有寒，心脏也有寒，用柏子仁丸能解决问题。

如果心火亢盛，舌尖红，失眠多梦，用朱砂安神丸。朱砂加上养心血的药效果就非常好。

寒的就用柏子仁丸，热的就用朱砂安神丸。

如果平时总觉得胃空空荡荡、心慌，就吃点龙眼肉，能养心血，吃完心脏立刻就舒服了。如果平时思虑太过，心脾两虚，可以吃归脾丸等养心脾的药。

日常生活中最常见的就是血瘀，血瘀时要考虑心脏跳动有没有力，阳气够不够，心气足不足，还有它疏泄时有没有气滞的情况，把这些都考虑到就好办了。

目前在心这一块，一般情况下通过养阴血、补心气、补命门火，加上疏肝理气这些药，就能解决问题，很多冠心病这么治就有效。如果是因心脏长期负荷过重导致的心肌肥大、瓣膜关闭不全的，就是因为命门火衰、肾阳不足，要通过心脏跳动产生的阳气弥补肾阳不足。这时候要补肾健脾，还要调胃。因为降胃气就能降浊气，就能把上焦的痰、湿往下排；配上补肾健脾，就能让心的阳气足一些。

我曾经治疗过一例风湿性心脏病，治了6个月才治好，患者走的时候跟正常人一样了。最后收尾的时候用的是香砂六君子汤＋淫羊藿＋红参、丹参、石菖蒲。香砂六君子汤调脾胃，淫羊藿补肾精，红参补心气，丹参、石菖蒲开心窍。

扩张型心肌病，可以从上面几个方面考虑，把动脉血疏通，这样心脏收缩时，血液射出去的压力减轻了；把心气补起来，让心跳得有力量一些；把命门火补起来，让心的阳气足一些；把阴血养起来，能养心也能载气。

如果心脉摸着偏粗，是体内痰湿多，或者水湿重，可以用五苓散。西医在治疗心脏病时，常用利尿的药。如果脉偏粗，用利尿的药对减轻心脏的负荷是很好的。如果脉偏细，要用养阴的药，如生地黄、淡竹叶。这时就不能再用利尿的药了，也不能用五苓散这种利水的药。

如果脉很粗，脸色发灰发黑，是湿气重，用五苓散加二陈汤降气化痰，再加上补心气的药，患者感觉就很好。

大的原则是这样的，但是实施前比较复杂，因为要辩证地看待。因为朱雀门是比较复杂的，要把几个框架理清楚。

开方时少了补火的药不行，少了补气的药也不行。有一个心脏不舒服的患者，一直找我看病，效果很好。有一次开药，我没有开红参，结果吃完之后，患者就头晕、恶心、呕吐。因为心脏没有力量，所以药吃下去，该排的、该动的，跟不上，很难受。最后给患者开了10克红参粉喝下去，所有症状立刻就缓解了。

现在的人，看似生活无忧、有吃有喝，实则心神不宁、元气亏损，身体处于衰退状态。

面对复杂的问题要考虑全面，少一个方面都不行。有些患者冠脉堵了80%，甚至90%，只要用对了药，还是很有效的。一个河南的患者，冠脉堵了95%，他不敢做手术，过来找我。最后吃了半个月药以后就很好了，回去跟正常人一样了。

我们中医治病，只要辨证准确，很多复杂的病都可以尝试去治。扩张型心肌病很难治好，但是风湿性心脏病可以治好。还有一般普通的冠心病，如果冠状动脉堵了70%左右的，都相对好处理一些。还是不舒服的，其实是肺有邪。心肺有郁，其气留于两肘，把肘关节拍一拍，在背部刮刮痧，就舒服了。可能最初的心脏病就是由感冒引起的，感冒之后背心发凉，不出汗，憋得难受。这时候心脏想开开不了，长期正邪相争，最后心脏受累。所以早期吃点感冒药，发点汗就好了。

只要背心发凉、不出汗、心脏不舒服的，吃点感冒药，或者熬点生姜大枣红糖水喝一喝，解表发汗，浑身就轻松了。

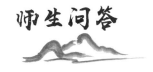

师生问答

❓ 学生问：火不就是气吗，二者都是阳吗？

老师答：火不等于气，比如补火用附子，补气用红参，那红参和附子是一个东西吗？不是的，气中含有火也含有水，水火炼化之后产生气。

心脏跳动除了火还需要气。这个气在人体膻中穴这个地方。气的来源有三个方面：一是肾阴、肾阳气化产生的气；二是中焦脾胃运化的水谷之气，向上输送；三是肺吸入的大自然的清气。这三种气混合之后汇聚到膻中，形成大气。

如果这个气不足，只有小肠提供热量，那么心脏跳动还是没有力量，还是气虚乏力。而火不足是感到凉，感到背心凉、脚凉。

❓ 学生问：膻中气不足，有什么特点呢？

老师答："膻中者，臣使之官，喜怒出焉"。就是说膻中气不足时，就没有喜乐。得了抑郁症的人，你一摸脉，两寸不足，心气不足，但看他手的指甲还有月牙，生气还可以。气不足，心脏想推也推不动，动得很慢，干什么都没有劲儿，没有朝气，没有活力。

有些人生意亏了，心气不足，没有力量，干什么都没有激情。心是决定你财富或事业成功的关键，这里藏的就是一股气。当你气足的时候，只要你想干事，就能干事，干得成事。气不足时，就不想干事，就很懒，看到困难就想放弃，甚至想放弃生命。当人很消沉的时候，你摸脉，左寸浮取不到，脉没有神。这时候弄点红参大补元气，气补起来，就有精气神了。

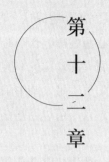

第十二章

朱雀门用药法下

朱雀门包含心、肺这两块。阳气从下焦产生，在中焦壮大，然后布入体表。阳气布入体表的过程，与心、肺有莫大的关系。心和肺共同协作完成这个作用。如果心脏不好，肺布于体表的功能也弱。如西医所说，心源性哮喘也叫心源性肺病。心脏不好，没有火力，肺里面就有寒。因为心是属火的，它的一腔热血会射到肺里，把肺里的寒气散开，肺就好了。如果心的阳气不足，肺中阳气也会不足，就会背心冰凉，抵抗力差。长期咳嗽或哮喘的患者，可以用些红参、丹参、石菖蒲，因为肺病要从心治。

肺源性心脏病大多是因长期哮喘，肺内有大量浊阴，所以心脏就要使劲地压，压不过去，憋得心肌肥大，就有可能导致心脏瓣膜关闭不全，出现反流。肺源性心脏病就是因为肺的原因导致心脏不好！

心是君主之官，肺是大臣，二者共同治理国家。心将血布于全身的同时也将阴液、能量、营养输送全身，所以说是皇恩浩荡。心为君主之官，是皇帝。现在很多人心里装的事太多，总是担心、着急，不轻松，心累。皇帝累得很，就不能很好地履行职责。当你少操心的时候，心脏就不累，就可以轻装上阵，干活就非常舒畅，再把血布到全身就非常容易。当你不操心，心不累的时候，脸色就好了，满面红光。如果你一操心，心脏功能不好，血布不到全身，就手脚发凉或者很累、酸痛，脸上长斑，面色黑。心脏要轻松，阳气才会布于体表。我们谈中医治疗也好，谈养生也好，首先必须要把心布散体表的功能调好。

心主血脉，肺主气。人体一气周流，而气由肺主管。推动气的运行是肺的功能。心脏一开一阖把血压出去，再收回来，就完成了血液循环。肺一开一阖像风箱一样，始终做这个动作，完成气的运行。气的周流与肺有关。

道士打坐调气的时候分为文火、武火，呼吸较快的时候为武火，呼吸较慢的时候为文火。古代铁匠打铁的时候要用风箱，扯得越快，推得越快，火就越旺。人的肺就像风箱一样，呼吸加快，把下面的命门火吹得越旺，整个气化循环就越强。如果吹得慢，就是文火、小火。这就跟我们在家里做饭一样，大火煮粥，小火炖肉。小火就是文火，打坐的时候要用文火，不是武火，要慢慢地呼吸、静静地呼吸。跑步的时候要用武火，要深呼吸，这样就不累。

如果跑步用文火，慢慢地呼吸，人会累得很。跑步时气化加强，必须用武火。静坐的时候一定要用文火，慢慢地呼吸，越来越弱。呼吸弱到什么程度？鸡毛粘在鼻尖上，鸡毛不飘动，才算到位了。这时候，你会发现你代谢变很慢，进入作止息，甚至不呼吸，全身的毛孔开始呼吸。

肺主气，主一身之气。武火也好，文火也好，都是为身体服务的。武火的时候下焦气化加强，循环推进加快。文火的时候下焦气化减弱，慢慢地温养。我们道家炼丹，是靠文火在慢慢地温养。如果用武火都气化了，结不了丹。文火慢慢地温养，慢慢沉积下来，会把一些高能量的物质积累起来。

心静不下来的时候就关注呼吸，先武火，后文火。武火让气理顺了之后，再用文火慢慢温养。

肺是主开的，当呼吸加快的时候，气布于体表，协助心。二者一个是将气布于体表，一个是将血布于体表。气或者血布于体表的时候，会形成一种剽悍的物质——卫气，它会布于体表，保护我们的身体不受外邪侵害。如果卫气不能布于体表，抵抗力变弱，稍吹点风、受点凉，就会咳嗽、不舒服。

我们血里面的阴性物质有濡养作用，能濡养五脏六腑，濡养我们身上的细胞。肺气布于体表，开出去的时候一定要足，如果气虚会感到气不够用。虽然肺主气，但气与肾有关，与肾阴、肾阳的气化有关，与中焦水谷精微有关，与上焦肺气和空气有关。肾虚会感到气不够用。中焦水谷精微不足，也会感觉气不够用。上焦心的火力不足，肺功能弱，阳气弱，气也不够用。气开出去没有力气，不仅仅是肺的问题。

肺主气，气根于肾，根于下焦，壮大在中焦，布散运行在上焦。气根于下焦，即气的源头在下面，在肾这一块。心慌、气短，是因为肾不纳气。肾好之后，气就足了。脾胃将食物中的营养物质吸收，转化为气，故曰气壮大在中焦。肺吸收大自然的清气，布散出去，所以说气布散靠上焦。我们要分清楚，是下焦的问题、中焦的问题，还是上焦的问题。

肾虚的人气不足，表现为心慌、气短，就要用沉香、砂仁来纳气；中焦脾不好的人气不足，要补脾胃；上焦有寒，要调心加强上焦开阖。

养气，要考虑是下焦的问题，还是中焦的问题，或是上焦的问题。如果是下焦气不足，就要把下焦肾气补起来。整个气撑起来，这个气就起来了。左右寸脉很弱，气不足，要养其真，还要养下焦、中焦和上焦。

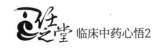

一、黄芪

有没有什么药物既能养下焦，又能养中焦，还能调上焦呢？

黄芪，既能补肾气，又能补脾气，还能补肺气。

黄芪的根往地下直扎下一米多深，能把地下很深的水抽上来供养其开花结果。我道家师父说"黄芪启地户，防风开天门"。黄芪能把下面的肾气补起来。很多患者得肾炎、肾衰竭，气不足，乏力，有蛋白尿，这时候就大量用黄芪，能把肾气补起来。

小孩子肝常有余，脾常不足，要把脾补起来，就喝黄芪水。《神农本草经》中讲，黄芪治小儿百病。只要小孩抵抗力差、身体虚的，都可以用黄芪。因为黄芪能强壮上焦，也能补肺气，所以这味药非常好。

二、大蒜

肺要开阖，开的时候气就布散到体表，阖的时候气就收回来。肺气在不断地开阖，要把肺调好，就要顺应它的开阖。帮它开就能布入体表，帮它阖就能促进气往下走。

帮助肺气开和阖都有哪些药呢？比如麻黄宣肺平喘，能促进肺气的开。还有什么能促进开的呢？所有促进气往外释放的药都可以促进肺的开，比如白酒，喝完之后会出汗，就是往外开。

花椒、辣椒、荆芥、防风、苏叶，这些辛味的药都能促进开。

辛味入肺，辛味药能促进肺的开。促进肺开的药多不多？

多得很，你们家厨房里捞一把桂皮、花椒、辣椒、芫荽、葱、姜、蒜，都可以促进肺气开。

大蒜，白色，入肺。肺里有寒的、咳嗽的、背心凉的，把大蒜拍碎之后，用开水泡了喝下去，就能宣肺、散寒、止咳。有些咳嗽很厉害的患者，我们就让他喝大蒜水，有的甚至闻大蒜捣碎的气味，都能止咳。把大蒜捣成泥之后，找个一次性杯子装好，再闻那个气味，就能帮你发散肺里的寒，就能止咳。

有一个肺结核的患者来找我看病，当时咳嗽得很厉害，肺里有寒，无法入睡。我就用大蒜捣碎让他闻那个气味，就睡着了。带有辛味的药就能散寒止咳。

肺要开也要阖，过度的发散会耗气。白酒喝多了也会耗气。大蒜也好，花椒、辣椒也好，都会耗气。当肺气不足的时候，开出去阖不回来，就是肺麻痹了。你们吃花椒吃多了，是什么感觉？就是麻肺，肺好像变成空的一样。因为宣得太厉害之后，泄气了，没有收回来的力气。

如果食物或者药材，既能开又能阖，就很妙了。酸味可以促进阖，比如糖蒜，酸酸的，甜甜的，还有大蒜的辣味，既能开又能阖，甜味还能补中气。咳嗽的患者吃些糖蒜就很好。有人喜欢吃辣椒，太辣了，浑身冒汗，不舒服，就可以吃酸辣椒，既能开又能阖。

三、小青龙汤

既能开又能阖的方剂，比如小青龙汤，治风寒束表，水饮停胸。小青龙汤中细辛是辛味的，麻黄是发散的，桂枝是辛味的，五味子是酸味的，芍药是偏酸味的，干姜也是发散的。所以说干姜也好，桂枝也好，麻黄也好，细辛也好，全是辛的，是开的；芍药、五味子是收敛的。这样一开一阖，就帮助肺完成了它的工作。肺的开阖工作，借助药物的酸味和辛味就能完全阐述出来了。

如果肺在开阖的过程当中不利索，会有什么反应呢？传给肺的能量会变成痰或者阴性物质，在开阖的过程中既不能开出去也不能阖回来，因为有痰停在里面。用听诊器听肺就能闻及呼噜呼噜的湿啰音，说明肺里有痰，西医称为肺炎。中医讲就是肺开阖的过程中痰停在里面，只要把痰排出去，开阖就顺畅了。

新冠时候的"白肺"就是肺里面黏黏糊糊的痰水太多了，拍 X 线片时整个肺野都是白色的。不是我们看到了白肺，而是很多黏黏糊糊的阴性物质堵在肺里面，使肺变成实性的了。肺本应该有很多空泡，像海绵一样，能够吸入氧气排出废气，开阖非常顺畅。肺部有黏痰怎么排呢？肺收回去的时候阴性物质往下走，通过三焦系统排到下面，再通过膀胱气化就排出去了。

清阳发腠理，浊阴走五脏。黏痰往下走就排出去了。只要把通道打开，直接能排出去。通道跟三焦有关，肺为水之上源，三焦走水道。肺在上面，阖的时候，上面的气慢慢向水转化。肺为华盖，华盖怎么理解？我讲个非常通俗的例子：蒸酒的时候，锅上面有个盖子，热气升到上面之后，冷却成水，水就沿着锅盖流下来了。肺就和锅盖一样，气到上面，肺一阖就往下收。

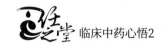

辛味的药有开的力量，酸味的药有阖的力量。比如杏仁、五味子，都可以阖；丝瓜络、桑白皮、白茅根，都可以把通道打开。肺阖的时候，阴性物质通过三焦往下走，到下面去。如果通道不通畅，肺阖的时候流不下来，怎么办？我道家师傅传给我一个治肺积水的方法：50克丝瓜络，50克生麦芽，50克炒麦芽，一起熬水然后代茶饮。生麦芽、炒麦芽调中焦脾胃，丝瓜络把通道打开，这样肺一开一阖的时候，水液就往下走了。

四、丝瓜络

有个患者感染了新冠病毒，呼吸很困难，憋得很厉害，到医院去查，医生说肺部严重感染，快"白肺"了，就在医院输液治疗了一周，稍微舒服点，但是还是很闷。复查胸部X线片，医生看完说不行，感染没有得到控制，你去找特效的抗病毒药吧。患者说医院都没有，我一个老百姓哪里找特效的抗病毒的药呢？最后听人说中医可以治，就找到我了。找到我之后，我给他两边手上扎了通天彻地、大叉、源头活水穴。扎上之后他当场呼吸就顺畅了，舒服些了。再配合喝中药，重用丝瓜络，喝了三天就出院了。患者对这三天的治疗效果还是比较满意的，全部中医治疗，肺部的黏液都吸收了，越来越好。

不要小看丝瓜络。丝瓜络就是我们农村种的丝瓜，老了之后可以做成洗碗的刷子，再多油都能洗干净。用它煮水喝，也能把体内都给洗干净了。老丝瓜瓤是个宝贝，是味非常好的药。

嫩丝瓜做汤吃、炒菜吃，对三焦的通达效果是非常好的。所以平时没事喝点丝瓜汤很好，尤其吃面条的时候，因为面会生湿热，使湿气加重，放点丝瓜进去可以帮助排湿。肺中邪气要排下去，三焦要打开，打开三焦最简单的药就是丝瓜络。丝瓜络有很多妙用，中耳炎患者、肥胖患者，或是做理疗的患者都可以喝丝瓜络水，它是最好的药引子。

气往下收的时候，为什么会阖不回去呢？前面讲过，开阖不利会导致肺里有痰，就要把痰化开。开的时候用辛温的药开出去，阖的时候用酸的药收回来。开不出去用辛温的药；阖不回来，用酸的药；开阖的时候若有痰卡住，用丝瓜络。肺为娇脏，它借鼻子与外界相通。为什么新冠的时候是通过呼吸道感染的？这就是传播途径。肺与外界相通，吸入的空气对肺有影响。举个例子，因为肺是娇脏，不能太寒，也不能太热，受寒了肺不舒服，受热了也不行。受寒之后开阖不利，受热开阖也不利。很多老人和小孩，冬天的时候只要一吸冷气就咳嗽。

冷气吸到肺里，肺内气道会立刻抽搐、痉挛，出现咳嗽、哮喘。吸太凉的气和太热的气肺都受不了。夏天的时候，气温很高，38～39℃，在外面走了一圈回来的时候，会感觉心慌气短，然后进了空调房，凉气一吸进来就觉得很舒服。凉气是往回收的，如果鼻子吸到太凉的气时候，就影响肺的开，开不出去。太寒了，肺开的力量就弱了。吸太热的气的时候就阖不回来，因为热发散，发得狠就阖不回来。凉和热，都会让肺受到伤害，同时凉和热也可以治疗肺病。有人会问：凉和热不是伤肺吗，怎么治肺呢？用对了，就能治肺；用错了，就是伤肺。

假如肺里有很多陈寒，当阳气不足时，里面的寒痰会让人感到背心发凉，这时候要多吸热气，把寒痰化开，肺往外开的功能就恢复了。

例如，有一年我在九针庄园给学生上课。有一位学生突然哮喘发作，呼吸困难，背心冰凉。他平时就有哮喘，而且这类患者绝大多数都肺部有寒。所以我就点燃艾条放在他鼻子前面，让他吸艾条的热气。注意是吸热气不是吸烟。吸烟是很呛的，只吸热气，不吸烟雾。肺气道痉挛，吸入热气后，立刻就放松了，慢慢就不喘了。这叫脏腑内灸法，后来有患者将这个灸法写成文章发表了，还被列为艾灸的一个派别。其实脏腑内灸法，就是靠吸热气，让肺宣散功能恢复，寒化开了，人就舒服了。

我有一个很好的朋友叫油麻菜。他和他的爱人到西双版纳玩的时候，他爱人高原反应，突然哮喘发作，又不敢下山，就打电话向我求救，问有什么推荐的方法能即刻缓解。我说你身上有没有艾条，他说有。我就发了一个我写的文章加小视频给他看。他照法操作就把他爱人治好了。所以平时肺不好或有哮喘的人要备点艾条，使用时不能吸烟，要吸热气。

如果肺受寒了，要用热气来治，或者不吸热气，用艾灸可不可以呢？艾灸也有效。艾灸背部肺俞、大椎穴，让热量渗进去，也可以把寒气散开。小孩子肺受寒之后晚上咳嗽，就用手掌心捂在小孩子背部两个肩胛区，利用手的热量让小孩子两个肩胛区微微出汗，10～20分钟小孩子就不咳了。

手心对应心脏，手心的热量比较温和，当然如果手冰的人就不要捂了。手心有温度，贴在家里小孩和老人的背心上，效果就很好，能把肺部寒邪散开，就能止咳。如果懂得心法，运用呼吸则更好。吸气的时候，气从脚底进入体内；呼气的时候，气从头上走到手掌，一呼一吸，如有神助。手心的温度，配合呼吸，效果更好。

那么受热呢？气温很高，受热之后，肺的开泄功能是很强的。开了之后，没有阴性物质就阖不回来，很燥。人一燥，呼吸也很困难。夏天的时候气温很高，人在外面走，吸进去的气是很热的，呼出来的气温度也很高，把体内的阴性物质也带走，所以人感到呼吸很困难。这时候进入空调房或阴凉的地方，突然有凉气，会感到非常舒服。所以空调并不是完全有害，它可以恢复肺的开阖功能。

讲个例子：我家小孩出生三四个月的时候，身上长了很多湿疹，脸上、胳膊上到处都是。给她用药洗不行，喝药又喝不下去，在医院里开的丹皮酚涂了也不管用。然后我就琢磨这是怎么回事？觉得还是屋里气温高了，有大概37℃。因为产妇生下小孩，不能受凉，所以家里一直不敢开空调。小孩子代谢旺盛，体内热量高。当晚把空调开到29℃，让她鼻子吸入凉气，就可以促进肺的阖，气从体表往内收得很顺畅，体表湿疹就好得快。小家伙吸了一晚的凉气，早上起来皮肤很光滑，身上湿疹就全部消失了。

利用大自然的温度也可以恢复肺的开阖功能。艾灸、喝白酒、吃大蒜，这些辛辣的东西都能促进肺的开。吹空调，或吃酸性的食物，比如五味子等都能促进肺的阖。

这里再补充一下，既然吃凉性的东西、吸冷空气都可促进肺的阖，那么是不是我们吃凉性的药也可以促进肺的阖呢？你思考过没有？用辛温的东西可以促进肺的开，用酸性的东西可以促进肺的阖，用凉性的东西也促进肺的阖。这个道理明白之后，你会发现，黄芩、桑叶、知母、麦冬、瓜蒌、鱼腥草等，所有凉性的药都可促进肺的阖。决定肺开阖的是温度，在外是大自然的温度，在内与药物的寒热温凉属性有关。

热性和凉性能影响肺的开阖，理解这一点我们的思路就拓宽了。辛温的药物能促进肺的开，酸凉的药物能促进肺的阖。如果我们没有药，可以用食材；如果没有食材，还可以借助大自然。

气开不出去，我们还可以晒太阳。天气很热阖不回来时，我们就到地下室或阴凉的地方坐一坐，就可以阖回来了。如果背心凉、咳嗽，晒太阳和吃大蒜一样都能治，都能促进肺气开，把寒邪散出去。肺的开阖顺畅以后，很多皮肤病自然就好了。不要轻看肺的开阖，肺的开阖顺畅以后，全身的气血运行才能通畅。血靠心的推动，气靠肺的开阖推动。

肺开窍于鼻，肺主皮毛。

鼻孔是最粗的毛孔，毛孔是最小的鼻子。身上任何一个毛孔和鼻子一样与肺相通，如果把身上的毛孔都闭住，我们跟外界大自然的交换就会有障碍，会憋得很厉害。这就相当于用手捏住鼻孔，不让呼吸，就会把人憋死。同样的道理，当体表毛孔都不出汗时我们会很难受。

有没有人经常不出汗呢？有，很多人经常不出汗。

经常不出汗，身上毛孔被堵住的时候，整个人跟外界的能量交换是有障碍的，时间长了容易得大病。经常不出汗的人浊气排不出去，因为所有的毛孔都堵住了，毛孔呼吸不了，代谢不了。西方有人做了一个试验，他们往人身上涂油漆，没一会儿就把人憋死了。如果穿透气性不好的衣服，比如雨衣，刚穿上一会儿没问题，但是时间长一点，就感觉闷热难受。所以我们应该穿透气性好的衣物，对身体有好处，能让我们的毛孔顺畅打开、呼吸自如。

肺协同心开出去到体表，阖的时候，由阳向阴转化，通过三焦再往下走，走到肾上去补肾，补肾水。天一生水，又叫金水相生。肺属金，肺往下阖的时候，把气往下转入肾，能够补肾水，叫金生水。下面的肾水气化之后向上能养肺，金水互生。

我们摸脉时，右寸和左尺是相通的。凡是右寸亢的人左尺一定不足，因为肺气敛不回来，宣发太过，就一定会有肾阴虚。从情绪来看，凡是脾气不好的人，因为气经常发散，一定会有肾虚，肾不藏精，就容易骨质疏松。大家可以研究一下脾气不好与骨质疏松的关系。通过生活去体验，会有很多课题，很多项目。

肺气不好，胃气降不下去，都浮在上面，很容易骨质疏松。长期浮在上面会出现乳腺增生、甲状腺结节。凡是患有甲状腺结节的人，绝大多数都有骨质疏松。比如四五十岁的人，出现甲状腺结节，肺气不降，睡眠不足，骨质疏松，那要注意了，小心骨折。

其实这不是什么"神秘"的事情，是我们跳过了很多链接的过程而只关注结果。因为脾气不好，气浮在上面，所以出现甲状腺结节。因为脾气不好，气

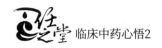

不能往回收，下面的肾水不足，肾精不足，所以出现骨质疏松。甲状腺结节是因为脾气急，性子躁，一不注意脚一歪，就骨折了。这是中医的思维，可以将很多看似毫不相关的西医诊断串到一起去分析诊断。

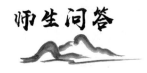

? 学生问：用空调调理湿疹是不是治标不治本？

老师答：这个问题问得对也不对，为什么呢？如果身上的湿疹是因为胃气不降，阳明这一块的原因收不回去，这时候用空调凉气调理是治标。但如果这个湿疹是因为肺开阖失司引起的，这时候就是治本，具体还是要依据病情而定。湿疹患者，其实用苦寒的药都有效，比如可用黄连、黄芩、黄柏煮水喝，也可以外洗。黄柏这味药可以治疗很多皮肤病。你们可以查一下《中药大辞典》，其中很多皮肤病都用黄柏。黄柏是树的皮，是苦寒的，可以促进气的收，把很多疹子都收下去。苦寒的药可以促进降，这也是规律。

? 学生问：心阳、肾阳不足，肺寒，但又容易虚阳上浮，如何把握这种上热下寒的调理？

老师答：这是个非常好问题。当肾阳虚的时候，会导致心阳不足。有些人生下来肾阳就不足，先天的不足，从小到大手脚冰凉，那怎么办呢？人体有一个自救机制，就是让心脏跳得快一点。心脏跳的时候会带动整个身体产热，这个热可以满足身体的需求。就好像做饭，可以烧液化气和煤，若没有液化气，没有煤，我们可以烧稻草，烧柴火，烧秸秆。所以当我们先天不足时，就只有后天弥补一下。

心脏传导的热并不能完全把下面的寒给散掉，因为它本身就不足。因为没法完全散掉，就会出现上面热或下面寒。这时候必然劳心，经常操心，或不停地干活，就过得很健康，肉体会得到能量，心脏就还可以。但是有一天不干活，就坐在那里休息，麻烦了，浑身酸痛，像老人一样。平时干活时感觉挺好的，只要一不干活，就浑身关节疼，因为血脉不通，其实这就是劳心人。

人生下来的时候如果阳气不足，只要到处跑，多干活，就可以。但如果没啥事干，血压也高了，也头昏眼花了，不想动了。这时候下面寒气也重，心脏跳得慢，就容易患抑郁症。

命门火衰，气化不了，体内水湿重，这时勤快点，心脏跳得快，气化一下就可以了。如果心跳得慢，水湿越来越重，体重越来越重，越来越胖，就越来越懒怠，形成一种很消沉的状态。消沉的时候，人开始抗争，要动一动，这时候心脏的热会扰乱心神。所以有的人抑郁和狂躁是交替进行的，抑郁十天，狂躁一天，狂躁完之后，又抑郁十天。多动一动，把命门火补一补，把水湿排出去，他就好了。

上热下寒，命门火衰，三焦不畅，水湿过重，心火过亢，这样的人多得很。有些人身体好，命门火旺，非常轻松就能完成很多工作。有些人劳心、劳力，也就勉强活着。人与人是不一样的，因为命门火不一样。所以把命门火补起来，就幸福了。命门火足，就会有幸福感。

如果长期心脏超负荷，劳力过度，会肥大。心肌肥大并不是心大，是累的心大。肥大之后会出现二尖瓣关闭不全、三尖瓣关闭不全。瓣膜像门一样，当门框变大的时候，门就关不拢了，关不紧了。心脏的血射出去后会反流。心脏射血不足，组织就缺氧，脸色、嘴唇发黑，浑身感觉很累。所以我们在年轻的时候要注意保养心脏。

我的一位患者很胖，脸色发黑，肚子又大，体内浊气很重。我告诉他一个非常简单的方法，既能排水，又能通大便，还可以补命门火，就是用黑豆和红薯一起煮着吃。黑豆可以利湿排浊水，还能祛风，水一去命门火就补起来了。大便一通，水一除，命门火一补起来，肚子就小了。肚子大的，手指甲没有月牙的人可以吃一吃。

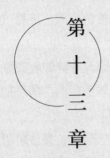

第十三章

白虎门用药法上

青龙、白虎只可意会，没有具体的青龙或白虎的形象。人体内代表气机升发的是青龙，代表气机收敛的就是白虎，代表气机藏的就是玄武，能将气布散于体表的就是朱雀。

如果说要促进气机升的，就归属青龙。辛甘发散为阳，辛味的药都是属于青龙的。酸苦涌泻为阴，酸的、苦的、往下收的，都是属于白虎。所以把这点弄明白之后，我们再去看青龙、白虎，就相对清晰一些了。

举个例子，我们的家庭中男性属阳，主外，阳刚之气升发；女性属阴，代表收敛之气、收藏之气。所以家里能不能挣钱是男性的本事，能不能存到钱是女性的本事。女性代表阴，代表收藏，藏而不泻，她就能存钱。男性代表升发，能不能主外，挣到钱，是男性的本事。开源靠男的，节流靠女的，各司其职，这样就可以把家庭经营好。

青龙门这一块，落实到脏腑就是肝。若升不上去，我们只要促进肝的升，然后布散体表。朱雀门这一块，对应心和肺。心布于体表，肺主宣发和肃降，肺的宣发和心布于体表属于朱雀。肺的肃降和胃的降，都属于白虎这一块。四象在人体也没有明确的具体的形象，但协同完成其功能的有具体的脏腑。白虎、朱雀、玄武，谈的是气的状态，对应脏腑则是促进气的升发，促进气布散于体表，促进气收，促进气藏。

所以气往下收是白虎之气，白虎汤就在《伤寒论》的"阳明病篇"。阳明主卫病，胃家实也。摸脉的时候，右手寸脉浮取为手阳明大肠经，右手关脉浮取为足阳明胃经。肺的收敛和胃的降逆就把降这一块搞好了。如果阳气降不下去，浮在上面，就像长期干旱不下雨的土地一样，只有地气往上蒸，土壤都龟裂了，庄稼都旱死了。只有气往下收、往下降的时候，植物才能正常生长。

人体也是如此，阳明气不降的时候，下焦阴液是不足的，是亏虚的。只有整个能量的循环有升有降才算正常，只升不降，很快下面就会是虚的状态。那如何知道它们降不降呢？你摸脉的时候，感受到右手寸脉大于尺脉，关脉很粗大，就是阳明不降。

右寸脉大于尺脉，中间关脉是郁堵的，代表气降不下来。气降不下去，右寸脉就郁。气降不下去浮在上面，心胸就烦躁。

男性属阳，靠后面督脉的升来带动身体之气的运转，如果督脉升不上去，他就不能扛事，无法主外。女性以降为用，男性以升为用，这就是男女的差别。

虽然都是一气周流的循环，但男性是以背升为主，女性是以前降为主。女性就算有颈椎病，问题也不大，但如果有乳腺增生、甲状腺结节，就比较麻烦。所以男女的侧重点不一样。

上面的内容有些人不好理解，我打个比方：汽车有前驱和后驱之分。前驱就是汽车行驶靠前面的车轮带动后面的车轮转动。女性以前降为主类似前驱。男性以后升为主类似后驱。如果男生女相属四驱，女生男相也属四驱，一般这两种人能力都很强。

如果能够理解透上面这几句话，我相信你们都会成为四驱，而不是前驱和后驱。男性要流露出柔弱的一面，女性要有刚强的一面，这个时候自己就能刚柔相济，向内求，才是好事儿。

下面讲的就是如何把前面降下去，一个是肺气往下敛，一个是胃气往下降，这是两个板块，所以思路要清楚。

肺气往下降的时候，称肺为水之上源，什么意思呢？就是肺气往下敛的时候，它通过三焦由阳向阴转化，由气态向液态转化，到下面就是水，叫肺为水之上源。我们的尿就是肺气敛到下面去的。如果肺气不敛，尿就很少。夏天天气热，肺气宣发太过，如果再干一天的体力活，就没有尿，或者尿很少、尿液很黄。

因为肺气宣发太过，把水都散发出去了。如果在阴冷的屋里看书，待一会儿你就要上厕所。因为气不断地往回收，往下降。体会这个原理之后，就知道水的源头在肺上，从上焦来。

我们身体内的水系如果出了问题，首先要从肺上去找。肺气由阳向阴转化，然后进入三焦系统，再到下腹部，到膀胱气化。"膀胱者，州都之官，津液藏焉，气化则能出矣"。膀胱气化之后，浊水就排出去了，其他有效成分重新被利用起来。那么从肺到膀胱这一段称为三焦。

食物从食管到胃，往下排到十二指肠，再到小肠、大肠，然后被消化吸收成为大便排出去。这个过程中整个消化道都往下降。如果大便不通畅，胃气也会不降，肺气也会不降。大便通了，气往下行，肺就舒服了，胃也舒服了。

整个三焦网络，整个消化系统，哪一个环节出现问题都会影响阳明通降。比如肠梗阻、肠息肉，甚至严重的痔疮，都会影响阳明通降。所以阳明之气降不下去是当代人最为严重的问题。这还只是生理层面，还有精神层面，还有神的层面。

肺气如果降不下去，就形成肺热。这个热郁在肺上，源头的水是热水，它从三焦往下走的时候，三焦也是热的。就像夏天天气热，我们吸入的热空气导致肺热，之后解的小便很黄、很热。肺有热，小便就黄，所以治疗尿急、尿频、尿痛需要从肺治。

曾经有一个患者，尿频、尿急、尿痛 8 年，一直就用抗生素治疗，时好时坏，于是找到我。我给他开了三味药：一个是白茅根，清肺热，利小便，通三焦；一个是小茴香，散下焦寒；还有一个是甘草，扶中焦脾土。

开了三剂药，患者服后效果很好，后来就继续喝清肺的药、调肾的药，慢慢就调好了。

思路决定出路，要把思路理清晰，做个明理的医生。

我们吃的食物在口中嚼碎，通过胃的研磨之后，混入胆汁，在肠道进行消化，在小肠慢慢吸收，然后穿过小肠壁，去到小肠的网膜。网膜中有大量的血管。通过网膜运输到肝脏，在肝中进行一系列化学反应。

如果你的网膜堵了，那么吃再好的食物，要么从肠腔到不了肠外，导致腹泻；要么到肠外后进不了肝脏，形成脂肪，堆积在网膜中，肚子越来越大。

当然如果网膜没有堵死，只是不太通畅，水谷精微中的一部分转移到肝脏去了，一部分就暂存在网膜里面，就越长越胖，肚子就变大了。你摸肚子如果是凉的，就是能量就滞留下来了，瘀滞化热，慢慢就形成了积块。

刚刚形成的积块会偏凉，不是很硬，慢慢地它会浓缩，因为身体还有热量渗进去，挥发浓缩，就会非常硬。有些患者的积块硬的像石头一样。你看肚子里痞块，不能利用，也不能排泄，一天两天无所谓，十年二十年不处理，就会变质腐败了。

如果你嗅觉很灵敏，这样的人从你身边走过，就可以闻到腐败的气味。这种毒素在身体里来回窜，会导致其他脏腑细胞的病变。河北李世音老前辈说：腹部包块是癌症的前兆。我十多年也一直致力于研究如何消灭腹部包块。

能够让肺气往下敛降，到中焦的肝脏，到下面通过膀胱气化排出去，有一味非常重要的药，就是白芍。白芍味酸，能治腹痛、利尿、养血柔肝。白芍是白色的，能够从肺往下敛降利水，走到膀胱去利尿；把腹部的网膜疏通，有助于食物的营养成分向肝脏转移，养血柔肝。《伤寒论》中白芍用得非常普遍，单单桂枝汤的加减方就有十几个。桂枝配芍药就可以解决人体的很多问题。你们摸脉时，如果右手寸脉亢，左尺不足，要把肺的能量调到左尺肾和左关肝。这就像打太极一样，从右上方到左下方，一个大弧形是白虎所走的路径。摸脉时凡是右手寸脉亢的，都可以用白芍。很多时候金气太亢，木气郁滞，升不上去。

摸脉时右手是甲字脉，左手是申字脉，为金克木的格局。凡是肺脉很亢，脾气很大，就有肝郁。有的女性，隔三五天要发一次脾气，肝气稍微疏泄一下，她就舒服了。从中医角度来讲，这是生理需求。

一、白芍、乌梅、山茱萸

白芍能把过亢的肺气敛到肝上去，这非常重要。我们学中医能把常用的几十种药学好，就可以解决大问题。不要轻视白芍，我的处方中用白芍的很多，基本上十个患者，有六七个会用白芍。白芍要用好，从肺引到肝，叫金木交换，把金气的能量调到木气上去。

还有两味药也能完成金木交换，一个是山茱萸，一个是乌梅肉。有一个方子叫敛肺补肝汤，其中就重用乌梅。当肺的阳气太亢的时候，阳明降不下去，不停地往外泄，出汗，会导致亡阳。山茱萸是山萸肉种子的果皮，能够往下走到左尺，养肾阴。果子的果肉和果皮属阴性物质，果仁属阳性物质。

夏天天气很热、很燥，人容易口干舌燥，可以煮酸梅汤、乌梅汤喝。山茱萸、乌梅、白芍都是从肺向肝向肾上走，三味药都是酸味的。山茱萸、乌梅酸味很重，收敛力更重一些，但是疏通三焦的力量弱一些。白芍没有山茱萸和乌梅那么酸，它疏通三焦的力量强一些。白芍是芍药的根，它要往土里扎，所以有疏通作用。

从三焦往下疏通，最常用的药是丝瓜络。丝瓜络熬的汤味道很淡，通三焦的效果很好，肚子里有包块的人可以喝。

妇女有乳腺增生的，就用丝瓜络炖猪蹄吃。腹部有包块或肚子长肉的，就用丝瓜络炖肉，不吃丝瓜络，只吃肉。

如果脚上长鸡眼，想消下去，可以用点乌梅肉外敷，几次就消了。

丝瓜络可以通三焦，治胸腔积液、肺水肿，它能把水道打通，让积水流出去。所以你们想一想，肺里经常有痰的、稀痰比较多的、浊阴比较重的，都可

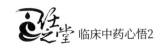

以用丝瓜络治疗。我道家师傅传给我一个治肺积水的方子，是用丝瓜络50克、生麦芽50克、炒麦芽50克，煮完代茶饮。生麦芽、炒麦芽能把中焦脾胃打开，丝瓜络能把通道打开，这样水就下去了。

二、海藻、昆布

三焦系统是走水的，那么哪些药材对走水有帮助呢？生长在潮湿环境下的植物对人体内水的流动有帮助，可以疏通三焦。比如海带，是海里的植物，吃下去后，能够疏通三焦。腹部有包块的患者，要多吃海带。中药中的海藻、昆布可以把三焦疏通，尤其适用于包块。

海藻、昆布性寒，能软坚散结，善通水道、通三焦。有个养生方叫黄芪海带汤，能抗癌。很多腹部包块，我们用海藻、昆布可以消除。海藻、昆布能通三焦，三焦通达，百病不生。

很多肿瘤患者、癌症患者，都存在三焦不通的问题。如果稍微说得具体点，构成人的基本单位是细胞，细胞和细胞之间的空隙是什么呢？就是三焦。细胞和细胞之间的空隙中有细胞外液，它参与循环，属于三焦系统。很多肿瘤细胞是由于正常的细胞外面被黏黏糊糊的东西糊住了才发生的变异。这些细胞得不到营养供应、缺氧，必须变异才能活下来。当细胞外面的三焦系统很顺畅的时候，每个细胞的代谢很顺畅时，它没必要去变异。

广义来讲，每一个细胞外面都是三焦。我们吃海带可以把细胞外的系统恢复顺畅。三焦不通，产生郁热，细胞外面的浊水就是黄的、黏稠的，就要吃清热利湿的药。半边莲、半枝莲长在潮湿的地方，因而能够清热解毒利湿，把细胞外面的热清掉，把浊水排出去，慢慢的细胞就好了。我们首先要把思路理通，大方向就不会错。

阳明的降与三焦的降有很大关系。整个三焦系统是相通的。肺气一阖，三焦就通了。从宏观来讲，肺气一降，整个气往下走，浊气就排出去了，所有细胞都舒服了。如果肺气开不出来，阖不回来，都憋得难受。整个气机顺畅，大开大阖，具体到每个细胞外的流动性也好。

用药的时候，我们可以不用针对每个局部用药。知道大开大阖的规律以后，只要保证三焦通畅，人体内的气、火、水就都通畅了。

三、当归芍药散

小肠的营养物质通过网膜往肝脏收的时候，需要借助管道，这个管道里流的是像血一样的成分。三焦既是血的通道，又是火的通道，还是水的通道，所以腹部包块的治疗要活血利水。张仲景有个方子叫当归芍药散，就是治腹痛的。其组成为白术、茯苓、泽泻、归尾、川芎、赤芍。这六味药既能利水又能活血，能治腹部的包块。

四、益母草、泽兰

益母草既能利水，又能活血，还能消肿。所以益母草就能解决妇女包块的问题。

明确这个思路之后，假如你刚好有腹部包块，就喝益母草颗粒、益母草膏，包块就消下去了。

泽兰也能消肿、利尿、活血。益母草活血、利水，促进气整体往里收。只要肺气往下降的时候出现三焦不通，有水瘀和血瘀，就用益母草把这个通道打开，收的就顺畅了。益母草是个大药，它还能抗肿瘤。

有种病叫荨麻疹，其实就是皮肤起痒疙瘩，因为有水气进入皮下。所以治疗时要一边解表，一边往里收，把皮肤下面的水湿通过三焦往里收，让浊阴归于五脏六腑，多余的水排出去。益母草就能治痒疹，就能治荨麻疹。

五、首乌藤、合欢皮、罂粟壳

首乌藤，在晚上它是绞在一起的，根据象思维理解，它能促进阳气往内收。首乌藤的味道是涩的，性收涩而内敛，它往内敛的时候水就往里走，往下走，三焦疏通了，阳就入阴了。首乌藤能治失眠，也能治皮肤的痒疹、湿疹。

合欢皮是树皮。合欢皮晒干后都缩到一起了。合欢皮的收敛作用很强，可以帮助肺气往下敛。

敛肺气最厉害的药是什么药？是罂粟壳。当我们肺气虚的时候，吸气不畅，缺氧，难受得很。收敛一下之后，人就舒服了。所以为什么有些人吃罂粟壳后精气神很足，因为它往下敛的时候，能够补肾，往肾上走。

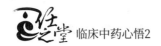

合欢皮呢？合欢皮也能够敛，它的力量也很强。因为它能够收敛，所以能促进阳入阴，就能促进睡眠。首乌藤、合欢皮，一个是往里敛，一个是把通道打开。想象一下，一个敛的，一个把通道打开，这不就下去了吗？所以首乌藤、合欢皮搭配也是非常好的治失眠的方子。

如果咳血，肺内的血管破了，要止血，怎么止呢？是不是要把云南白药喝下去？其实可以用合欢皮。合欢皮把肺里的气一敛，流血就止住了，所以肺内出血都可以用合欢皮，要重用。治支气管扩张症咳血或者肺结核咳血，可以用合欢皮。当然如果想修复，让血管重新愈合，可用凤凰衣。凤凰衣可以促进黏膜修复。一边用合欢皮往里面收止血，一边用凤凰衣修复，这样咳血、咯血就好得快。

肺主宣发和肃降。肺气肃降的时候、收的时候，需要罂粟壳、合欢皮、白芍、山茱萸、乌梅等帮助它收。气往下收到三焦，疏通三焦通道选择丝瓜络、海带、益母草、首乌藤，都可以。这时往下走，走到哪里去呢？不一定是肝，有的往肾上走。

所以敛下去之后，根据味道、药性、升降沉浮等特点，就各自归于不同脏腑了。

把通道打通，阳明降下去，白虎门这块用药的时候，可用川牛膝往下引，既能把水往下引，又能把瘀血往下赶。

其实在日常生活中也有很多方法降阳明，除了用药外，还能用食物和体式调节。如果你能够盘腿坐就能拉伸胆经、胃经。胆经、胃经一通，马上就降下去了。生活中无处不是在降伏其心。阳明往下降，心火就往下走。我们身体内气往下收的时候，就是降伏其心。

我们在吃饭的时候，比如晚饭要少吃一些发散的食物，为什么呢？因为夜晚本应收藏，却吃了与气机开阖相反的食物，违背气机开阖规律就容易患病。

泽泻就是利水的，能利水所以能通三焦。泽泻很轻，从上往下走。这个药材的质地，决定了它在体内的走势。有一个方子是用白术配泽泻，就两味药，能治疗头晕目眩，即西医的梅尼埃病。

水饮上犯清阳，就会天旋地转。泽泻和白术熬出来的水非常淡。这个水喝下去，到胃里之后，脾气散精，上输到肺，肺就宣发到头目了。宣到头上之后，再收回来，上面的水饮，全部就流了下来，通道就打开了。因为泽泻能够利水渗湿化浊，所以它能将上面的水都利下来，头就不晕了。

　　泽泻在体内走的路很长，茯苓在体内走的路子也长。我们头皮出油，或者有溢脂性脱发，就喝茯苓水。因为茯苓的味道很淡，它能走到上面，到头皮上去，然后再收回来，从上到下，三焦的通道全部打开。都打开之后，湿热清了，头发就长好了。

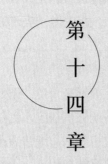

第十四章

白虎门用药法下

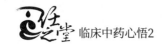

大家一定不要把青龙、白虎、朱雀、玄武和脏腑画等号。青龙代表气机的升，朱雀代表气机的开，白虎代表气机的收，玄武代表气机的藏，表示的是气的变化过程。我们谈风水的时候，左青龙，右白虎，前朱雀，后玄武，并不是说左边有肝脏，前面有心脏，后边有肾，不是这样的。

只有把四神兽所代表的意思悟透之后，才会发现无处不是青龙，无处不是白虎。我们人体促进气机升的，就归为青龙这一块；帮助气机开的，就归为朱雀这一块；帮助气机收的，就归为白虎这一块；帮助气机藏的，就归为玄武这一块，是这么理解的，不能与脏腑画等号。这样说，思路就开阔了。比如，肝主升，属于青龙这块。春季也是升发，也归青龙这一块。我们吃的食物，比如竹笋、香椿芽，会促进气的升，可以说也叫青龙。香椿芽是青龙，竹笋也是青龙，都归属于青龙这一块。

基于此，则药物、食物、风水、颜色，方方面面都可以按四门分类，慢慢就把象思维融入我们自己的思维了。比如我们吃的盐，它促进藏，归属玄武；我们喝的醋，它促进收，归属于白虎；我们喝的白酒，它促进升发，少量饮白酒属青龙，大量饮白酒属朱雀。少量白酒喝下去，升发阳气，就是青龙；大量白酒喝下去，是一团烈火，就是朱雀。所以用这种方法来解释，就悟到精髓了。

气往下收，是从无形向有形转化，是从气体向液体转化，所以肺为水之上源。肺下面是三焦，我们讲过很多收三焦、通三焦的药，像丝瓜络、海带、昆布。讲完之后，有些学员就用海带煮丝瓜络吃，以此体会白虎的精神。气往下收还体现在消化道这一块，如果胃气不降，上焦的气就收不回来。开到极致是出汗，那么收到极致是什么呢？清阳发腠理，浊阴走五脏；清阳实四肢，浊阴归六腑。

开出去的是清阳，开到极致，就是清阳实四肢。阖是由阳向阴转化，浊阴走五脏，浊阴归六腑，那么阖到极致，由阳入阴，就是阖到五脏六腑。五脏藏而不泻，六腑泻而不藏。有用的东西被利用起来，那些糟粕就会通过大小便排出体外。

发到表是出汗，出汗的目的是将卫气布于体表，是护卫体表的。通过发腠理，在体表形成保护层，这是开的目的、开的作用。

阖的目的、阖的作用是养五脏六腑。如果气长期阖不到里面去，五脏六腑阴液亏虚，会导致脏躁。现在很多人睡眠不好，一摸脉都偏细。只有阖回去之后，由阳向阴转化，阴液才足，脉才会变粗一点。如果脉偏粗，就是由阴向阳转化，这个开的过程不是很好。所以大家可以这么理解：开得太过会脉细，阖不回去也会脉细；开不足会脉粗，阖得太过也会脉粗。阖得太过之后，气提不上来，就会心慌气短、昏昏沉沉、四肢乏力。因此，通过脉的粗细就能判断开阖的状态。

现在我们从上往下讲。食物在口腔嚼碎，通过食管，在胃里消化，传到十二指肠，借三焦转出去，向肝脏转移。如果气降不下去，比如右手寸脉很亢，右关郁滞，气降不下去，会发现从咽喉到胃的气是壅滞的。有的人一摸脉就知道咽炎比较重，怎么知道咽炎比较重呢？因为右路的白虎不收，寸脉、关脉都偏大，尤其是右关偏大。右手寸脉对应咽喉这一块，对应肺这一块，所以肺不好的时候，咽喉也不好。咽喉是肺气的出口，凡是咽喉不舒服的，右手寸脉都偏亢。

一、引阳入阴的中药

治咽部疾病要治胃，因为胃气一降，整个咽喉的气就降下去了。现在很多小孩扁桃体肥大，寸脉偏粗，关脉也偏粗，都与气降不下去有关。长期降不下去，脉应该偏细，但如果尺脉偏细，寸、关脉偏粗，痰湿都壅堵在上面，这时候用降气、顺气的药，把气降下去就能缓解了。其实最经典的方子是二陈汤，由陈皮、半夏、茯苓、甘草四味药组成。痰湿拥堵在中焦，半夏就能够引阳入阴。半夏，到夏天的时候叶子就枯了，跟夏枯草一样。还有一味药材叫天葵子，夏天时候，它的叶子也是枯的。天葵子躲夏天，不敢过夏天，天一热它就枯死了，到秋天凉快了又开始发芽，开始长叶。所以半夏、天葵子、夏枯草、泽漆到夏天的时候，种子一成熟，叶子就开始枯黄。泽漆又叫五朵云，它也能引阳入阴。

上面几味都是引阳入阴的药，它们该怎么用呢？比如痰火凝结，就用夏枯草清肝火、散郁结，还引阳入阴，偏于清火。如果水饮为患，就用天葵子（通三焦）或泽漆。比如上焦胸腔有积液，水下不去，想把水引到下面去，就用泽漆。如果淋巴结肿大，痰湿在上面，就用天葵子引痰湿下行。天葵子可以治疗癌症淋巴结转移、淋巴癌。

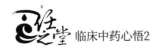

二、泽漆——美丽的五朵云

泽漆利水效果很好,又叫五朵云,因为它从地上发出一个茎,茎上分三支,每支上面再分五小支,开五朵小花。一、三、五,都是阳数。泽漆夏天就枯萎,能引阳入阴,开黄色的花。黄色的花也是调中土的。泽漆是味非常好的药,但可惜现在很多人不愿意用、不会用,总担心它有毒。其实他的毒性非常小,泽漆新鲜时有毒,干药材就没有毒。

三、浊气不降会致癌

有一味药叫沉香,可以入肾,从上面一直引到下面去。沉香也属于白虎门,具有白虎门收的功效,将气从右路降下去。气浮在上面,沉不到下面,肾不纳气,用沉香效果非常好。很多患者气浮在上面,痰和火都在上面。气行则血行,气滞则血瘀。只有气下行之后,水才会下行,血才会下行。沉香可以引气从上往下走,所以可以治肺癌、食管癌、乳腺癌等很多因为气长期浮在上面,痰火凝结导致的肿瘤。

我的道家师傅传给我了一个治肿瘤的方子:海南沉香、灵芝、七叶一枝花(重楼)、扣子七。七叶一枝花是清热解毒的,能消肿块。扣子七是清十二经络里面郁热的,奇经八脉所有热都能透发出去。沉香是下行的。灵芝能培养人体的升发之气,同时又通三焦、利水道,还能安神。这几种药配伍在一起,可以治疗很多肿瘤。重楼还能消肿,把重楼掰开看,里面是白色的,所以它也属于白虎门这一块。

食管癌是因热郁在上焦,痰和热凝结上焦导致的。有位草医朋友传给我一个治疗食管癌的方子:将重楼磨成细粉,用藕粉、山药粉或葛根粉、面粉调成糊状,吃下去。因为食管不是很通畅,所以糊状物就会停在狭窄部位,就能在局部发挥药效,慢慢地就把肿块消掉了。重楼治疗食管癌,效果很好。《神农本草经》记载,络石藤能治疗水浆不下,可用于喉癌、食管癌。

四、梭罗果

再给大家讲一味非常神奇的药——梭罗果。梭罗果的树有七片叶子,又叫七叶树。重楼又叫七叶一枝花,也是七片叶子。梭罗果又叫天师栗,味道非常涩、非常苦。涩是收敛的，苦是降的，苦降涩收。现在药理研究显示，它能够减少血管的渗出。关节的肿胀，都是因为血管渗出，用梭罗果能减少渗出。它主收，减少渗出，增加回流，从这两个角度往回收。收就包括从上往下收，从外向内收，从表往里收。所以很多局部的肿胀用天师栗治疗效果非常好。咽喉肿胀、糜烂性胃炎黏膜肿胀，用它泡水喝，消肿非常快。大家稍微思考一下，假如你的关节扭伤了，局部毛细血管破裂，大量的血渗出来了，就会肿胀疼痛。所以治疗思路是减少渗出，加速吸收。梭罗果就可以减少渗出，加速吸收，属于白虎门的功效。梭罗果效果非常好，消肿非常快。

我有一个朋友，他父亲的眼睛长了个肿瘤，眼周都肿了，整个眼球凸出来，很难受。而且患者年纪很大，都 96 岁了，于是找我看看有没有什么办法。我看了看，觉得这么大年纪，脾胃也不是很好，长期吃药也不合适。刚好我手边有 500 克梭罗果，就让老人家每天用五六克泡水，当茶喝。喝了一周，患者眼周的肿消了大半。这就是白虎门的作用。所以梭罗果大家可以买点回去试一试，是味好药，但它苦寒，如果平时命门火衰、身上寒气很重的，可以稍微配点温肾的药，比如肉桂。肉桂可以补肾火，引火归原。少量肉桂配梭罗果服用，这样不伤正气。

五、陈皮

痰湿证用二陈汤。前面我们从半夏讲到夏枯草、泽漆、天葵子。陈皮理中焦，它能把郁堵在中焦的气、痰顺开化开。陈皮放的时间越长越好。鲜的陈皮香味不是很浓郁，因为它的芳香成分都在油室里。当油室被破坏，它的香味就会很浓郁。所以陈皮用小火炒一炒，变焦之后，再磨成细粉，就非常香。

陈皮放几十年，它的油室慢慢被破坏之后，油都凝固了，用来泡茶很好，但是价格比较贵。如果嫌贵，可以自己把橘子皮切成丝，晒干，用小火炒一炒，炒焦了再用，效果也很好。胃气不降的时候，很多黏痰会留在胃里面，所以消化功能差，就会痞满、恶心、胸闷。有个中成药叫保和丸，你们看它的配方，就是用大量化痰的药、消食的药。其中还有一味连翘，它是保和丸最大的特点。

为什么用连翘呢？连翘的形状像心脏，心属火，胃属土，火生土，胃气降，心火也跟着往下走。胃气不降，心火就一直堵在上面，胃里就一直有郁火。连翘能够清心火，也能够清胃火。因为它是芳香的药，有疏散作用，喝下去之后，能把胃里的郁热给散开。我们身上如果长火疖子、长疮、长疔，都是有热郁在里面。把郁热散开，疮就好了。所以患糜烂性胃炎、胃溃疡，其实都是胃有郁热，把郁热散开，伤口恢复得就快。连翘被誉为"疮家圣药"。疮就是因为里面有郁热，西医说是感染、是炎症，但用抗生素却好不了，伤口几个月也愈合不了。

因为抗生素是苦寒的，而苦寒的药可以降热，不能透发。苦降会导致疮周围组织的经脉气血瘀滞，是对抗性的治疗。而连翘不是苦寒的药，是辛凉的药，辛能发散，一边清热，一边发散，把热透发出来。因为有辛味，有透发作用，所以它不会导致周围组织瘀滞，这个思维很重要。我们不是把局部的火给灭掉，这是灭不完的。因为人就是一团热气，把火彻底灭掉了，就是把人也消耗死。只有把通道打开，不再形成瘀滞，就不会产生热和火了，所以疏通很重要。大禹治水，采用的也是疏通的方法。谈到疮的治疗方法，我就想到乳香、没药两味药。把它们等份磨成细粉，外用可以治疮，效果也非常好。它们治疮的原理就是活血，是疏通的方法。连翘是散郁热，把热散发出来，就很舒服了。

六、生石膏

清肺胃热还有一味生石膏。《伤寒论》中的白虎汤就用了大量的石膏。为什么用生石膏，不用熟石膏呢？熟石膏用水调完一会儿就凝固起来了，就变成石块，硬邦邦的。生石膏不会，它是辛寒的，它的寒中带辛，能够解表。石膏跟连翘一样也能解表，还有发散作用。生石膏的发散作用不及连翘，但清热作用胜过连翘。所以用生石膏，不能用熟石膏，熟石膏没有发散作用。

七、金银花

有一味药叫金银花。金花是黄的，银花是白的，黄白二花。白色是入肺的，黄色是入脾胃的，所以这个花就能清肺胃的郁热。摸脉时，右手寸脉和关脉偏数，偏郁滞，或者咽喉肿痛，这时候用少量金银花泡水喝，就可以改善咽喉不适的问题。

得流感时很多人是水滑苔、白苔，以寒湿为主，就不适合用金银花、连翘。如果是偏温的患者，阴虚得厉害，舌头有很多裂纹，咽喉痛，用金银花、连翘会起到很好的效果。大家如果嗓子很疼，要把热透发一下，就可以用金银花泡水喝，基本上都有效果。

胃胀、不想吃饭，就吃点保和丸消消食、化化痰。如果咽喉或食管出现肿块、肿瘤，痰多，心里烦躁，用七叶一枝花（重楼）磨成粉，再混合米粉调成糊状慢慢吃下去，很有帮助。

八、枳实可到胆

胃气下行，胆气也往下走，中医称胆随胃降。胃气降，胆气降，心与胆相别通，心包与胃相别通。早上要吃饭，因为吃早饭的时候，食物向下行，胆汁往下排，心火也跟着往下走。如果胆汁淤积不排，心火也会浮在上面。枳实能降胆气。它的形状、颜色与胆囊相似，黄中泛青，青中泛黄，能够降气利胆，往下走。肠道的吸收功能与脾有关，如果脾虚、脾阳不足，小肠吸收功能差，就没有活力。所以把命门火补起来之后，小肠循环就能好一些。

九、白术、苍术

有一味药叫白术，可以促进小肠的蠕动，促进小肠的吸收。白术、苍术都可以促进肠道的吸收。因为白术吃下去之后能帮助人体完成"清阳发腠理"和"清阳实四肢"。浊阴往下走，走到肠道之后，要归五脏六腑，而从小肠往肝脏走要靠白术。

白术会推动精微物质从小肠到小肠外面去。那么苍术呢？也可以促进肠道里面的精微物质向肠道外推出，且推动力更强。苍术可以协助气机从肝走到体表上去，所以它能解表、能疏肝、能燥湿、能健脾，还能促进吸收。苍术走的路径比白术更长，药效更有特点。

夏天的时候，我们喝点凉的或吃些冷饮有时就会腹泻。这时候我们要把肠道内的水谷精微往肠外面推，还要解表，用苍术泡水喝就能够解决问题。白术能够促进清气吸收，促进肠道蠕动，因此可以促进排便。少量白术可以促进肠道向外渗透，促进吸收。大量白术则促进肠道快速蠕动，直接就推出去了。有些患者长期便秘，平时不愿意干活，不愿意运动，吃了大黄、番泻叶，便秘会缓解，不吃就不行。这时重用白术，可以促进腹部气机运行加快，尤其用大量

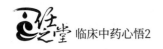

白术对排便效果很好。如果血虚，长期睡眠不好，指甲是瓦楞状的，用白术配当归（白术50克，当归30克），排便效果非常好。如果左尺不足，肾阴不足，用白术配熟地黄（白术40克，熟地黄50克），治疗便秘效果也非常好。

十、乙字汤

肛门和嘴巴是相通的，它们是消化道的两端。一个在上端，一个在下端。因为上下是相通的，所以很多痔疮患者的嘴唇周围有很多充血的血管，在嘴唇周围扎针放血就可以治疗痔疮。摸脉时，如果右手寸脉很亢，说明咽喉不舒服，火郁在上面。因为肺与大肠相表里，右手寸脉浮取是手阳明大肠经。所以只要摸脉的时候右手脉上鱼际，一定有痔疮。怎么治呢？清肺热可以治疗痔疮。这个热是肺热，肺热下移入大肠，所以清肺热对大肠的热是有好处的。

有一个方叫乙字汤，里面有升麻、柴胡、黄芩、大黄。量轻可以清上焦的热，清完之后用升麻把下面的热往上提一下，再清掉，这样对痔疮就有一定治疗作用。还有一个方子是黄芪地龙汤，也能治疗痔疮。黄芪补肾气，补脾气，补肺气。地龙疏通下焦。痔疮是热郁在下面，导致血管迂曲。地龙对疏通迂曲有好处。热可以借出汗循环出去。前面讲的疮是郁热，那么痔疮是不是郁热呢？

痔疮也是郁热。如果肺热下移到大肠，下焦的热通过背部八髎从督脉往上升到头部，形成一个循环。热量流动，能量流动。当能量不流动的时候，就会郁热生疮。在治疗郁热时，我们一定要记住不能用苦寒去堵，一定要用疏通的方法。乙字汤中有升麻、柴胡两种疏散的药，可以把郁热散开。痔疮发作的时候，刮刮脊柱督脉，或者摇龙骨，让能量从肛门走八髎，再沿督脉升上去。督脉通畅了，下面的痔疮就缩回去了，就像泄气的气球了一样。所以下焦的很多肿与督脉不通、阳气郁闭有关。这又说明什么呢？督脉对应我们的左手，督脉的升属于青龙门，因此说明白虎门不降与青龙门不升有关。

治疗白虎门的时候，我们要考虑两条主线：一个是三焦这个主线；另一个是谷道（消化）这个主线。这两条主线必须通畅，只要有一条不通畅，白虎就收不回去，气就降不下去。所以腹部有包块的，白虎门不降；胃不好的，白虎门不降；大便不通的，白虎门不降；食管不好的，白虎门不降。只要是一个点卡住，白虎门都不降。

有个患者喝了药之后，前两剂效果还好，到第三剂就感觉恶心想吐。恶心想吐就说明气降不下去。欲降先升，为什么升不上去呢？患者左手寸脉不足，浮取不到，还偏沉、偏紧。当时的气温低，可能患者背部有点受寒。背部受寒之后，阳气从督脉升不上去。后面升不上去，前面就降不下去了。恶心呕吐是因为头部阳气缺乏，气走前路，导致胃气上逆。

督脉有两支，一支往后面走，一支往前面走，所以后面不通的时候，就会往前面走。我在这位患者的两只手上各扎了一针，对应背部肩胛区。扎完针之后，患者就坐着歇了一会儿，就舒服多了。很多时候治病必求于本；阴病治阳，阳病治阴；欲降先升，欲升先降，都是一个意思。所以当白虎不降的时候，我们要考虑是不是青龙不升。表现似青龙门不升的时候，我们要考虑是不是白虎不降。比如食管癌的患者，前面堵着不舒服，其实背后也难受。因为前面降不下去，后面也升不上来，它们是相互影响的。

十一、柴胡配大黄，推陈出新

有没有一个药对既能照顾青龙的升，又能把照顾白虎的降呢？有，就是柴胡配大黄。柴胡推陈出新，它是辛味的，是解表的，是青龙门的，是往上走的、开的。白虎门收不回去用大黄，大黄也是推陈出新。推陈，推的是肠道的宿便、浊水。肠道浊阴排出去之后，上面的食物才能在整个胃肠道内被消化吸收，才能够直接到肠道外面，再进入肝脏参与血液循环，才能参与血液化生，才能用阴性物质滋养身体。所以大黄不是泻药，是补药，它是以泻为补。

大黄九蒸九晒之后，做成药丸子，一次少吃点，慢慢吃，可以保持大便通畅，促进浊气外排，促进吸收。很多人吸收不好，首先是因为肠道浊气重，整个肠道黏得像胶水一样，吃再好的食物也吸收不了。推陈才能出新，柴胡推陈出新是通过毛孔把邪气排出去，把风、寒、湿通过毛孔排出去。

柴胡配大黄，一个通过毛孔排，一个通过大便排，都在推陈出新。一个出清阳，一个出浊阴。推陈出新，才能养五脏六腑。

我经常用柴胡配大黄，柴胡 20 克，熟大黄 20 克。熟大黄通过蒸晒之后，没有生大黄那么烈，药性平和一些，缓缓地就把体内的浊气排出来了。就像我们扫地，使劲扫的时候，满屋都是灰尘；如果慢慢地扫、轻轻地扫，垃圾扫出

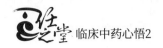

去了，周围也没有灰尘。所以熟大黄就有缓泻的作用，慢慢地泻，能把那些浊物排干净。

为什么不用其他的药呢？因为我们现在很多人不愿意干体力活，不愿意运动，整个肠道蠕动比较慢。这时候用熟大黄可以促进肠道蠕动，促进代谢。我的很多患者都用熟大黄，很安全，效果也不错。如果有精力把它九蒸九晒之后，磨成粉冲水喝，就像补药一样。

青龙门配白虎门，柴胡配大黄，是我经常用的药对。

希望大家建立一个整体的思路，对青龙、白虎、朱雀、玄武有相对清醒地认识。不要以为青龙就是真龙，白虎就是老虎，这就大错特错了。也不要把青龙定义为男性，把白虎定义为女性，也是大错特错。不要把青龙和春天画等号，也不要把白虎和秋天画等号。不要把青龙对应肝，也不要把白虎对应肺和胃。它们代表的是一种能量运动的状态，这种状态可以通过各种形式呈现，这就是象。四象就是四种状态，促进这四种状态形成的就归为一块。有些药材小剂量归为青龙，大剂量归为朱雀；有些药材小剂量归为白虎，大剂量又归为玄武，变化也不一样。